实用腹膜透析护理

主　审　王朝晖

主　编　曹艳佩　邢小红　黄晓敏

副主编　顾爱萍　袁　立　汪海燕

编　者（按姓氏拼音排序）

曹艳佩　复旦大学附属华山医院

程　霞　上海交通大学附属第六人民医院

顾爱萍　上海交通大学医学院附属仁济医院

顾慧恩　上海浦东新区人民医院

黄晓敏　上海交通大学医学院附属瑞金医院

李红仙　中国人民解放军海军特色医学中心

罗梅萍　上海交通大学附属第一人民医院

毛　卉　复旦大学附属华东医院

汪海燕　海军军医大学附属长海医院

王丽雅　同济大学附属第十人民医院

项　波　复旦大学附属中山医院

邢小红　海军军医大学附属长征医院

袁　立　复旦大学附属华山医院

庄　勤　同济大学附属同济医院

周伟花　复旦大学附属金山医院

周　清　复旦大学附属儿科医院

复旦大学出版社

图书在版编目(CIP)数据

实用腹膜透析护理/曹艳佩,邢小红,黄晓敏主编.—上海:复旦大学出版社,2019.9
(2022.6 重印)
ISBN 978-7-309-14152-8

Ⅰ.①实… Ⅱ.①曹…②邢…③黄… Ⅲ.①腹膜透析-护理 Ⅳ.①R473

中国版本图书馆 CIP 数据核字(2019)第 020439 号

实用腹膜透析护理
曹艳佩 邢小红 黄晓敏 主编
责任编辑/肖 芬

复旦大学出版社有限公司出版发行
上海市国权路 579 号 邮编:200433
网址:fupnet@ fudanpress. com http://www.fudanpress.com
门市零售:86-21-65102580 团体订购:86-21-65104505
出版部电话:86-21-65642845
常熟市华顺印刷有限公司

开本 890×1240 1/32 印张 6.875 字数 175 千
2022 年 6 月第 1 版第 3 次印刷

ISBN 978-7-309-14152-8/R·1718
定价:40.00 元

序 言

慢性肾脏疾病（chronic kidney disease，CKD）已成为危害公众身体健康的重要疾病。流行病学调查显示，我国慢性肾脏疾病的发病率高达 10.8%，如果未得到有效治疗，其中 20% 将会进入终末期肾病（end-stage renal disease，ESRD），需接受肾脏替代治疗。19 世纪末至 20 世纪初期，由于腹膜透析医疗护理技术落后，患者在透析期间并发症较多，该技术发展迟缓。因此，当时我国终末期肾病治疗以血液透析为主。随着科技不断创新和发展，腹膜透析设备不断改进，医疗护理技术不断提升，腹膜透析以可居家治疗、操作简便、心血管稳定性好、对残余肾功能影响小等优势，逐步成为治疗终末期肾病的主要方法之一，对于提高我国尿毒症患者救治率具有无可替代的作用。

近年来，全国腹膜透析治疗规模不断扩大，根据中国血液净化病例信息登记系统（Chinese National Renal Data System，CNRDS）截至 2018 年年底的数据，全国超过 9 万例患者在接受腹膜透析治疗，而且这一数字还在持续增长，甚至已经超过了血液透析每年的增长率。随着腹膜透析治疗技术不断发展，出现了各种新型的腹膜透析导管、新型腹膜透析液，腹膜透析置管方法的创新、自动化腹膜透析机临床应用的普及，使腹膜透析治疗更加个性化和精准化。如何建立规范的腹膜透析中心，如何制订标准的操作流程，如何系统地管理好居家腹膜透析患者，如何提高医疗护理质量、改善患者生存质量及减少掉队率，是腹膜透析医护人员面临的一项长期任务。

腹膜透析管理需要肾脏科医护团队的密切配合,使患者获得以康复为导向的整体照护,其间"亦师亦友"的腹膜透析护士承担了多种角色,在腹膜透析中心管理、关键指标监控、腹膜透析质量持续改进、患者规律随访、评估与教育、提高患者依从性和自我管理能力等方面均发挥着至关重要的作用。

2015年,上海市护理学会成立了腹膜透析护理专业学组。2018年起,该学组组织上海市腹膜透析领域护理专家,查找了大量的国内外文献,并结合自身丰富的临床护理管理实践经验编写了本书。全书共分为3篇,分别阐述了腹膜透析的基础理论、腹膜透析中心的建设及管理和腹膜透析患者管理。

希望本书能够为各级医院规范腹膜透析护理管理、强化腹膜透析质量控制、提升腹膜透析专科护理水平提供借鉴和指导,促进我国腹膜透析技术的发展。

上海市护理学会理事长

2019 年 8 月

前　言

  2010 年 6 月 30 卫生部部长陈竺亲自组织召开专家研讨会,讨论尿毒症治疗及腹膜透析普及和推广的有关问题。2011 年 6 月 13 日卫生部办公厅下发第 549 号文件《卫生部办公厅关于做好腹膜透析有关工作的通知》,文中明确指出,将在全国进一步推进腹膜透析有关工作。

  古语曰:"工欲善其事,必先利其器。"腹膜透析从业人员应该用前瞻的眼光看待腹膜透析的发展,用知识和技能武装自己,借培训的平台提升专科护理水平。为此,2015 年上海市护理学会在全国率先成立了腹膜透析护理学组,为护理同仁搭建学术交流平台,并大力支持和推动了本书的编写工作。本书分为三大部分,即腹膜透析的基础理论、腹膜透析中心的建设及管理和腹膜透析患者管理,可对各级医院规范腹膜透析护理操作、提升腹膜透析患者管理质量、提高护理管理水平提供帮助和指导。

  本书的编写得到复旦大学"双一流"建设项目(项目编号：2018-22-40)的大力支持,同时也得到了上海交通大学医学院附属瑞金医院王朝晖教授的悉心指导,在此表示衷心的感谢。恳请广大护理同仁对本书提出宝贵意见和建议。

编者

2019 年 8 月

目 录

第一篇

腹膜透析的基础知识

第一章

腹膜透析用物的组成

腹膜透析(peritoneal dialysis)是利用人体自身的腹膜作为透析膜进行血液净化治疗的透析方式之一。通过腹腔内注入透析液与腹膜另一侧的毛细血管内的血浆成分进行溶质和水分交换,清除体内潴留的代谢产物和水分,同时纠正体内电解质、酸碱平衡紊乱,达到进行肾脏替代治疗的目的。

1923年,德国Ganter首次将腹膜透析用于人体治疗。1979年,持续非卧床腹膜透析(continuous ambulatory peritoneal dialysis, CAPD)开始应用,腹膜透析技术日趋成熟,自动化腹膜透析技术和新型腹膜透析液的出现和发展,使腹膜透析治疗得到进一步的优化。腹膜透析在终末期肾病患者治疗中有不可替代的地位,日益受到人们的重视。

第一节 腹膜透析导管及体外连接装置

一、腹膜透析导管

腹膜透析导管是建立腹膜透析通路的关键,由于肾衰竭患者需要长期进行腹膜透析治疗,所以腹膜透析导管的设计和材质要求较高。腹膜透析导管应柔软可弯曲,质量安全稳定,能够长期留置于腹腔,有良好的组织相容性,对机体无刺激。在保证治疗效果的前提下,导管的设计还应考虑到手术置入及拔出的易操作性。

(一)目前临床上常用的腹膜透析导管

1. Tenckhoff 腹膜透析导管

(1) Tenckhoff 直管(图 1-1):导管的材质为硅胶,有 1~2 个 1 cm 长的毛质涤纶袖套,腹膜透析导管上有直径 0.5 mm 的侧孔 60 余个。导管表面有一条充钡的不透 X 线的条带,便于在 X 线下观察导管的位置。通常将双袖套 Tenckhoff 直管称为标准 Tenckhoff 导管,它是目前国内应用最广泛的腹膜透析导管。使用标准的 Tenckhoff 导管时,腹膜透析液注入腹腔比较容易,但在透析液排出时,随着腹膜透析液容量的减少和导管侧孔的吸引力,网膜和肠襻会缠绕、堵塞导管末端和旁侧孔,使透析液流出阻力增加,可能引起透析液引流障碍。在透析液灌注时或引流即将结束时由于压力的变化可能会出现局部刺激感或疼痛。

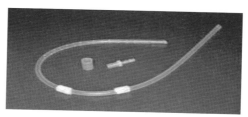

图 1-1　Tenckhoff 直管

(2) Tenckhoff 卷曲管(图 1-2):导管的腹腔段末端成卷曲形,也俗称"猪尾巴"管。该导管腹内部分长约 18.5 cm,有 110 个侧孔。相对于标准 Tenckhoff 导管,它增加了导管腹内段的长度,有更多的侧孔可供透析液流动,有助于导管末端透析液的出入。这种导管还在一定程度上具备防止网膜和肠襻堵塞导管末端开口和侧孔的作用,可以减少透析液引流障碍的发生。也有文献表明,卷曲管可降低导管移位的风险,但一旦移位,无创复位的可能性很小。另外,灌注和引流透析液时较少会出现局部刺激或疼痛。

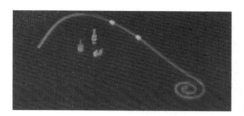

图 1-2 Tenckhoff 卷曲管

2. 鹅颈(swan neck)管

(1) 鹅颈管:其特点是在两个涤纶袖套之间有一个永久性的"V"形弧状弯曲,形状似鹅颈,故称为鹅颈管。这种弯曲使导管皮肤出口开口向下,从而减少出口处和隧道感染的机会。由于导管弹性回力的消失,也可减少导管腹腔段末端的移位,现临床上较多使用。鹅颈管可分为鹅颈卷曲管(图 1-3)和鹅颈直管(图 1-4)。鹅颈管除弯曲外,其他特点与直型和卷曲型腹膜透析管相同。

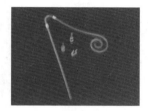

图 1-3 鹅颈卷曲管

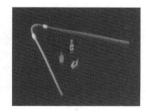

图 1-4 鹅颈直管

(2) 胸骨前鹅颈管(图 1-5):在皮肤上的出口是开在胸廓前壁上部,延长了腹膜透析导管的长度,可用于腹部因特殊原因无法保证出口质量的患者。该导管皮下部位的长度延长,增加了建立皮下隧道的难度。将皮肤出口位置定在胸壁是因为胸壁运动度小,可减少出口处损伤和感染的机会,有利于伤口愈合。另外,该导管有 3 个涤纶袖套,可减少管周细菌感染腹腔,因此,出口感

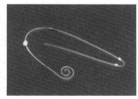

图 1-5 胸骨前鹅颈管

染引起腹膜炎发生的概率减少,但临床较少应用。

(二)其他类型的腹膜透析导管

腹膜透析导管是保证腹膜透析治疗顺利进行的前提,导管的选择取决于患者的具体情况和置管医师的技术与经验。不同导管之间的并发症和技术存活率存在差异,临床实践中熟知各种类型腹膜透析管的特点,合理选用导管及掌握不同类型导管的置入技术是透析成功的关键(表1-1,图1-6)。

表1-1 其他类型的腹膜透析导管

导管名称	设计特点	作用
Toronto 西部医院导管(TWH)	导管15 cm的腹腔段增加2个扁的硅胶盘	防止腹腔段的自由移动并使导管与肠管和大网膜分开
提柄式(pail-handle catheter)导管	壁薄,管腔大。导管有2个弯曲:一个是指引腹腔内部分与壁腹膜平行;另一个是指引导管皮下部分,出口方向朝下	腹膜透析液流出速度比一般硅胶管大;更适合肥胖患者
Moncrief-Popovich导管	与标准的鹅颈管相似,皮下袖套更长	能减少透析液渗漏的发生率;降低隧道口感染率
柱盘导管	腹腔内部分很短,皮下部分很长,腹腔段末端有2个紧贴壁腹膜的盘,2个盘之间有许多硅胶柱连接。导管的腹膜外和皮下均有毛质涤纶袖套,植入和拔除手术操作较麻烦	防止漏液和微生物侵入
Valli 导管(囊状导管)	导管的腹腔段末端有一个椭圆形的囊,囊壁上有400余个小孔	防止大网膜堵塞导管
T 形导管	导管的腹腔段末端是一个直型有凹槽的分支状结构	避免深部袖套脱出,透析液的引流速度较快且稳定
CFPD 导管(用于持续性流动腹膜透析的腹膜双腔透析导管)	2根长度不同的透析管,较短的一根用于注入透析液,较长的一根用于引流透析液	2根管道的长短不一,有利于隔开进出的透析液

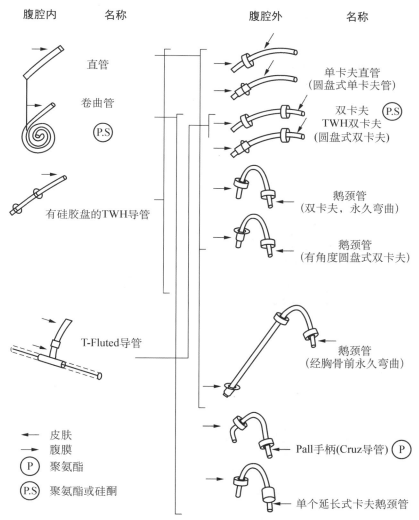

图 1-6 各种类型的腹膜透析管示意图

二、腹膜透析体外连接装置

腹膜透析体外连接装置包括:腹膜透析螺旋帽钛接头、腹膜透析外接短管、碘液微型盖、腹膜透析管路夹和双联双袋腹膜透析液系统。

1. 腹膜透析螺旋帽钛接头(图1-7) 一种特殊的钛制锁式接头,不具磁性。钛接头重量轻、耐腐蚀,而且操作简便、连接紧密,可以防止接头破裂和意外滑落,是一种功能良好的接头。

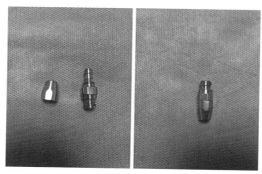

图1-7 腹膜透析螺旋帽钛接头

2. 腹膜透析外接短管(图1-8) 短管一端通过钛接头与腹膜相连,另一端换液时与腹膜透析液系统连接,平时需盖上碘液微型盖保

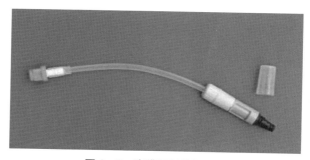

图1-8 腹膜透析外接短管

护。短管每 3～6 个月需更换 1 次，如有开关功能异常，应及时更换。

3. 碘液微型盖（图 1-9）　内含聚维酮碘海绵，与短管接口接触时起到与外界隔绝及消毒的作用，以保证无菌效果，降低感染风险。碘液微型盖内部无菌，为一次性用品，不可重复使用。

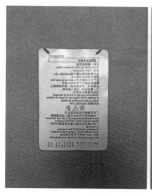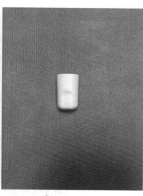

图 1-9　碘液微型盖

4. 双联双袋腹膜透析液系统（图 1-10）　目前，我国均采用"Y"形接口的双联双袋系统（Y set）。这个系统包括透析液溶液袋、引流

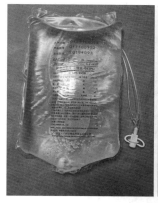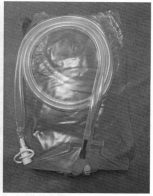

图 1-10　"Y"形接口的双联双袋系统

袋、双联管路及"Y"形连接系统。整个系统保持无菌,换液操作步骤非常简单,从而能明显降低腹膜炎发生率。

5. 腹膜透析管路夹(图 1-11) 主要用于腹膜透析换液时夹闭管路。除非损坏,否则无需更换。平时管路夹以打开状态保存,以保证其弹性良好。

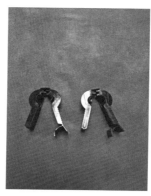

图 1-11 腹膜透析管路夹

6. 自动腹膜透析机管路(图 1-12) 此物品是进行自动化腹膜透析治疗与机器配套使用的管路系统,为一次性用品,不可重复应用。

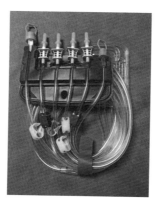

图 1-12 自动腹膜透析机管路

| 第二节 | 腹膜透析液

　　腹膜透析液(peritoneal dialysate)在腹膜透析治疗中地位重要。腹膜透析液由水、渗透性物质、缓冲剂和电解质组成。腹膜透析液的电解质成分及浓度与正常人血浆相似,渗透压高于正常人血浆渗透压,并加有一定量的缓冲剂,在腹膜透析治疗时能清除体内多余的毒素和水分,纠正人体电解质和酸碱平衡紊乱。

一、理想的腹膜透析液的条件

　　(1)具有持续清除溶质且渗透剂很少被吸收的特性。
　　(2)提供患者需要的电解质和部分营养物质。
　　(3)纠正酸中毒,且不与透析液中的其他成分相互作用。
　　(4)无菌、无内毒素、无致热原、无致敏性。
　　(5)不含有毒的金属物质。
　　(6)对腹膜无害。
　　(7)良好的生物相容性。
　　(8)允许加入适当的药物以适应不同患者病情的需要。
　　(9)易于生产与储存,价格适宜。

二、腹膜透析液的主要成分

　　常见腹膜透析液的规格有 1.5、2.0、2.25、2.5、3.0 和 5.0 L。标准容量通常为 2.0 L,但国外 2.5 L 的透析液应用也很广泛。较大容量透析有利于增加溶质的清除,但有的患者可能不能耐受较大容量的透析液带来的腹内压增高。

　　1. 渗透性物质　以葡萄糖、氨基酸、葡聚糖为渗透性物质的腹膜透析液,已在临床治疗中广泛应用。我国目前最常用的是以葡萄糖为渗透性物质的腹膜透析液,价格也最低廉。临床上常用的透析液葡萄糖浓度为 1.5%、2.5% 和 4.25%。

2. 缓冲剂 腹膜透析液中的缓冲剂用于纠正腹膜透析患者的酸中毒,常见的 3 种缓冲剂分别是醋酸盐、乳酸盐和碳酸氢盐。目前,临床应用较多的是以乳酸盐和碳酸氢盐为缓冲剂的透析液。在我国,以乳酸盐透析液为主。

(1) 乳酸盐:乳酸盐被过多吸收可能导致脑病,不适合应用于肝功能障碍、乳酸盐中毒患者。

(2) 碳酸氢盐:能在更为生理性的条件下控制酸中毒。需使用多室腹膜透析液袋系统,将碳酸氢盐与钙盐、镁盐分开放置,防止形成碳酸钙沉淀,费用较高。

(3) 醋酸盐:经常引起灌液时腹痛,以及硬化性腹膜炎,目前已经不用。

3. 电解质 腹膜透析液不含钾,钠离子浓度在 132~134 mmol/L。较高的钠离子浓度容易出现透析液中的钠离子向体内的扩散,从而体内钠离子清除减少,较低的钠离子浓度有利于体内钠离子的清除,但需要更多的葡萄糖来维持渗透压。

随着含钙的磷结合剂碳酸钙或醋酸钙及活性维生素 D 的广泛应用,腹膜透析患者高钙血症的发生逐渐增多,因此临床上钙离子浓度 1.25 mmol/L 的腹膜透析液的应用也逐渐增加,它相比钙离子浓度 1.75 mmol/L 的腹膜透析液,可减少高钙血症的发生。较低钙离子浓度的腹膜透析液还有利于预防腹膜透析患者较常见的无动力性骨病。但需注意,使用较低钙离子浓度的腹膜透析液可能更多地出现甲状旁腺激素水平升高。腹膜透析液的镁离子浓度通常在 0.5 或 0.25 mmol/L。

不同厂商所生产腹膜透析液的电解质浓度略有不同,常见厂商标准腹膜透析液配方见表 1-2。

表1-2　常见厂商的标准腹膜透析液配方

品种	厂商	pH值	渗透剂	钠离子 (mmol/L)	钙离子 (mmol/L)	镁离子 (mmol/L)	乳酸盐 (mmol/L)	碳酸氢盐 (mmol/L)	腔室
Dianeal PD2	百特	5.5	葡萄糖	132	1.75	0.25	35	0	1
Dianeal PD4	百特	5.5	葡萄糖	132	1.25	0.25	40	0	1
Stay safe 2/4/3	费森尤斯	5.5	葡萄糖	134	1.75	0.5	35	0	1
Stay safe 17/19/18	费森尤斯	5.5	葡萄糖	134	1.25	0.5	35	0	1
Nutrineal	百特	6.5	氨基酸	132	1.25	0.25	40	0	1
Extraneal	百特	5.5	艾考糊精	132	1.75	0.25	40	0	1
Physioneal 35	百特	7.4	葡萄糖	132	1.75	0.25	10	25	2
Physioneal 40	百特	7.4	葡萄糖	132	1.25	0.25	15	25	2
Balance	费森尤斯	7.4	葡萄糖	134	1.25 1.75	0.5	35	2.5	2
Bicavera	费森尤斯	7.4	葡萄糖	134	1.25 1.75	0.5	0	34	2

三、常见的腹膜透析液

1. **乳酸盐葡萄糖腹膜透析液**　是目前最为常用的透析液,具有不同容量、不同葡萄糖浓度、不同钙离子浓度的配方。容量规格有 1.5、2、2.5、3 和 5 L/袋。葡萄糖作为渗透性物质的主要优点是价格便宜、相对安全。乳酸盐是最常用的缓冲剂,纠正酸中毒效果确切,安全性较好。

2. **碳酸氢盐腹膜透析液**　碳酸氢盐是一种生理性的理想缓冲剂,然而它与透析液系统中存在的钙和镁,尤其是在长时间储存后,易出现沉淀。采用双室透析液袋系统可以克服这个问题,即通过用 2 个独立的袋子,将碳酸氢盐和钙盐、镁盐分装在不同的袋子中,在向腹腔中灌液的时候再将它们混合。研究发现,碳酸氢盐与乳酸盐混合可能是一种更理想的生理性溶液,不但可以避免纯碳酸氢盐缓冲液引起的腹膜固有细胞酸中毒,而且可避免毛细血管扩张引起的超滤量减少,从而增加超滤量。

3. **艾考糊精腹膜透析液**　艾考糊精腹膜透析液是以多聚葡萄糖作为渗透性物质,其相对分子量大、腹腔保留后很少被人体吸收,长时间留腹仍可以保持恒定的超滤量,所以主要用于 CAPD 夜间长时间留腹或 APD 白天长时间留腹,也可以用于葡萄糖吸收迅速的患者(即高转运的患者)和超滤衰竭的患者。艾考糊精腹膜透析液通常每天使用一次,尤其适用于糖尿病患者,由于碳水化合物的负荷减少,同时也具有了一些长期的代谢益处,有利于糖尿病患者控制血糖、改善胰岛素抵抗、改善脂质代谢紊乱等。

4. **氨基酸腹膜透析液**　氨基酸腹膜透析液采用氨基酸作为渗透性物质。1.1%氨基酸腹膜透析液产生的超滤相当于 1.5% 葡萄糖腹膜透析液所产生的超滤。临床研究表明,氨基酸腹膜透析液保留 4~6 小时后大部分的氨基酸可以被吸收,有利于机体营养状况的改善,对于营养不良的患者可起到良好的支持作用。

腹膜透析液是腹膜透析治疗中必不可少的组成部分,除了要求与静脉制剂一样,具有无菌、无毒、无致热原的特点外,还应与腹膜有着良好的生物相容性,这样才能长时间地维持腹膜通透性,长期保持较好的腹膜透析效能,提高腹膜透析患者的生存质量。

第三节 腹膜透析机

腹膜透析机是一种自动控制透析液循环进出腹腔的机器。所有使用自动化腹膜透析机执行交换的腹膜透析技术都称为自动腹膜透析(automatic peritoneal dialysis,APD)。其通过腹膜透析机器取代人工操作,减轻患者和护理人员的换液操作负担,提高患者的生活质量。很多欧美发达国家有近半数腹膜透析患者在使用 APD 治疗。APD 经历了许多改进,早期的腹膜透析机体积较大,以后设计的机器更轻、更小、更易于携带。不仅如此,先进的设计和计算机技术使其更易于操作。

一、自动腹膜透析机

见图 1-13 和图 1-14。

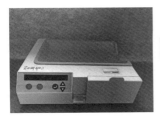
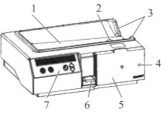

1. 加热台
2. 加热台感应钮
3. 透析液袋档板
4. 咬合器（在门后）
5. 卡匣门
6. 门把
7. 控制界面

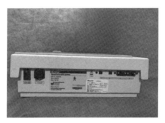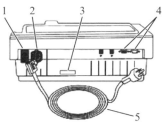

1. 电源开关
2. 电源线插口
3. 机器序列号
4. 技术服务端口
   （仅供百特技术
   支持人员使用）
5. 电源线

图 1 - 13　百特 HomeChoice APD 系统机器

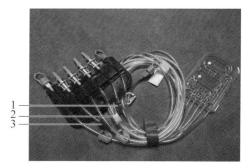

图 1 - 14　百特 HomeChoice APD 系统机器配套
一次性管组（四头管路）

1. 红色管夹：连接加热袋腹膜透析液
2. 白色管夹：连接补充袋腹膜透析液
3. 蓝色管夹：连接末袋腹膜透析液

二、腹膜透析机的清洁、维护、存放和工作环境要求

1. 清洁

（1）请勿对腹膜透析机卡匣门内部使用乙醇、过氧化氢或含有乙醇的消毒剂进行消毒。

（2）腹膜透析机表面用温水清洁。

2. 维修和维护保养

（1）操作腹膜透析机的专业医护人员或者工程师需经过培训。每次开机后机器需自行检测，并由工程师定期维护保养。一旦机器发生报警，应根据报警提示排除相应的故障。对于无法排除的系统错误，应联系专业医护人员或者工程师进行维修。

（2）电池组在工作期间会自动进行检查和充电，也需要定期维护。

3. 存放环境 腹膜透析机的存放环境温度应在 $-32\sim54\text{℃}$，相对湿度在 $10\%\sim95\%$，避免阳光直射，不使用时应使用防尘罩罩好。

选择 APD 进行腹膜透析治疗在全球范围内呈上升趋势，进行 APD 治疗需要一台性能良好的腹膜透析机。患者可以从操作的简便性、治疗方案的多样性、治疗的安全性以及性能价格比等方面综合评估和选择适合自己的 APD 机器。

第四节 恒温箱

医用恒温箱用于透析液的加温，通过控制面板设置预热温度，空气循环系统保持箱内空气的流动，温度传感器检测箱内的温度，到达设定温度时，控制系统会恒定保持箱内温度。恒温箱可以根据患者的具体情况调节设置温度，其加温快，液体受热均匀，操作方便，使腹膜透析液适应人体温度。

一、工作原理

透析液恒温箱是由加热系统、温度调节系统、恒温系统、降温系统、空气循环系统、温度传感器等部分组成。

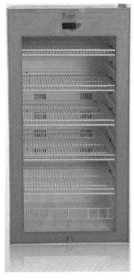

图 1 - 15 医用腹膜透析液恒温箱

二、使用注意事项

（1）透析液恒温箱在装入透析液前通常将温度设置为人体正常体温 37℃，之后放入透析液，这样可以使透析液快速加温。每日需专人监测温度及记录（图 1 - 15，表 1 - 3）。

（2）放入恒温箱内的腹膜透析液袋数不宜过多，否则会造成腹膜透析液局部温度加热不均匀。并根据恒温箱内的容积量即用即放，确保腹膜透析液充分加热。每一层腹膜透析液放置时间的标识需醒目清楚，不得混放。

（3）由专人负责维护恒温箱，应定期检查恒温箱设备的性能，定期维护、保洁。

（4）若恒温箱显示温度值与标准温度计测量值存在差异，或出现其他问题，恒温箱维护人员应及时查找原因、报修并记录。

（5）腹膜透析液对加温时间无具体要求，但取出的腹膜透析液需经皮温测试，与体温接近方可使用。

（6）使用腹膜透析专用恒温箱，腹膜透析液务必放置平稳，禁止将有管路的一面直接放置在加热槽上。清洁恒温箱时，可用干、湿布擦拭。恒温箱需远离易燃易爆品，在阴凉处放置。家用腹膜透析液恒温包见图 1 - 16。

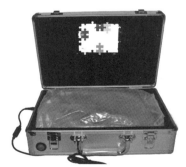

图 1 - 16 家用腹膜透析液恒温包

（顾爱萍）

表 1-3 恒温箱检查登记表

科室_____

恒温箱用途：存放腹膜透析液 温度范围：加热 37～38℃

维护责任人签名_____ 年___月___

日期	1	2	3	4	5	6	7	8	9	10	11	12	13	14	15	16	17	18	19	20	21	22	23	24	25	26	27	28	29	30	31
加热状态																															
加热温度（℃） 43℃																															
42℃																															
41℃																															
40℃																															
39℃																															
38℃																															
37℃																															
36℃																															
35℃																															
34℃																															
33℃																															
签名																															

保养和维修记录

日期	
维修内容	
签名	

报修和维修记录

日期	
报修和维修内容	
签名	

注：① 如遇温度超出范围，请先将恒温箱内物品取出，报修恒温箱。科室暂时用微波炉干加热。② 每天检查一次恒温箱的温度。③ 维护责任人每月每月 10 号维护恒温箱 1 次，清洁并记录

第二章

腹膜透析方式与临床应用

腹膜透析有多种透析方式,临床上医师可以根据患者的临床表现,如尿毒症毒素蓄积症状、容量状态、营养状态,并结合患者腹膜转运特性、尿素清除指数、肌酐清除率和残余肾功能等指标选择不同的透析方式。

目前常规使用的腹膜透析方式主要包括:持续非卧床腹膜透析(CAPD)、间歇性腹膜透析(intermittent peritoneal dialysis,IPD)、夜间间歇性腹膜透析(nocturnal intermittent peritoneal dialysis,NIPD)、持续循环腹膜透析(continuous cycling peritoneal dialysis,CCPD)和潮式腹膜透析(tidal peritoneal dialysis,TPD)等。使用循环式腹膜透析机完成腹膜透析操作,称为自动腹膜透析(APD)。

第一节 常用腹膜透析方式

一、持续非卧床腹膜透析

1975 年,美国的 Popovich 和 Moncrief 医师首次将 CAPD 应用于临床。历经 40 余年的发展,CAPD 依然是目前应用最广泛的腹膜透析方式。

1. 定义　常规 CAPD 每天交换透析液 3～5 次,每次使用透析液 1.5～2 L,透析液白天在腹腔内留置 4～6 小时,晚上留置 10～12 小时。24 小时内患者腹腔内都留有透析液,有利于溶质交换。进行 CAPD 的患者不需要卧床,白天患者只在更换透析液的短暂时间内不能自由活动,而其他时间患者可自由活动或从事日常工作。

2. 选择指征　可作为各种原因引起的急性或慢性肾衰竭、终末期肾脏病的长期维持肾脏替代治疗方式,尤其对于合并心血管疾病、慢性肝脏疾病等并发症的患者,CAPD 透析方式具有溶质和液体清除持续平稳、对血流动力学影响小等优势。

3. 临床特点　CAPD 相对于 IPD 方案来说最主要的优势在于透析周期中透析液留腹时间长,有利于溶质弥散。CAPD 患者无需卧床,并持续进行透析。CAPD 对各种相对分子质量的物质清除率优于 IPD,非常接近正常肾脏生理特点,尤其是对残余肾功能有保护作用,因此可作为首选治疗方案。

CAPD 可以根据患者病情及生活习惯,医护及患者共同商定设定每日透析总量、换液次数、存腹时间和透析液葡萄糖浓度等,进行个体化透析,以体现其优势。因具有对人体血流动力学影响小、保护残余肾功能、操作方便、能保持相对自由的生活方式等优点,CAPD 是目前应用最广泛的肾脏替代治疗方法。

二、间歇性腹膜透析

1. 定义　常规的 IPD 每次腹腔内灌入 1～2 L 透析液,留腹 30～60 分钟后引流出所有的透析液,每个透析日交换 8～10 次,每周透析 4～5 天。在透析间歇期,患者腹腔内一般不留置腹膜透析液。IPD 单次注入透析液的剂量、留腹时间及治疗总剂量可由临床医师结合患者临床症状、实验室指标进行调整。

2. 选择指征　由于 IPD 操作频繁、对透析液需求量大且患者活动受限,目前此透析方式已基本不用于终末期肾脏病患者的长期维持治疗。但 IPD 操作中透析液腹腔灌注量小、留腹时间短,有利于液体超滤。该方式在以下特殊情况时有优势。

(1)患者残余肾功能佳,仅需偶尔行腹膜透析治疗。

(2)置管术后急需开始腹膜透析患者,术后 7～12 天进行小剂量 IPD,有利于置管伤口的愈合。

(3)腹膜高转运者,常规 CAPD 治疗不能达到超滤要求。

(4)CAPD 患者腹膜透析液灌入后由于腹内压增高出现腰背痛不能耐受、并发疝、透析导管周围漏液者,可暂时改做 IPD。

(5)急性肾衰竭及某些药物急性中毒,宜采用 IPD,尽快纠正代谢失衡。

(6)严重水钠潴留、水中毒、充血性心力衰竭患者,无条件做血液透析时可采用 IPD 治疗。

3. 临床特点

(1)IPD 透析液留腹时间短,超滤效果显著优于 CAPD。

(2)IPD 清除溶质的能力有限,特别是对中分子物质的清除率不如 CAPD。因此,当患者残余肾功能完全丧失时,选择 IPD 易出现透析不充分,需要定期评估患者临床症状和透析充分性。

(3)由于腹膜透析液在腹腔停留时间短,IPD 对钠离子的清除较差,如长期使用可能导致钠筛。

(4)一般仰卧位进行透析,可以减少疝及透析液渗漏的发生,但需频繁交换透析液,患者活动受到限制。

(5)对糖尿病患者应严密监测血糖水平。

三、自动化腹膜透析

近年来,APD 设备快速发展,APD 技术在临床应用中得以大范围推广,发达国家中选择 APD 治疗的患者超过 50%。

与 CAPD 相比,APD 主要优点是将烦琐的、大量的手工操作简化为每日 2 次操作,患者可以在夜间休息时于家中进行操作,从而使患者可以从事正常的日常活动甚至参加工作。一方面,患者心理上容易接受;另一方面,也减少患者的疲劳感。对于白天需要日常活动或工作的患者来说,APD 是一种更理想的治疗方式。

1. 定义 使用自动腹膜透析机执行腹膜透析液交换的技术称为 APD。

2. 选择指征 APD 无明确禁忌证,尤其适用于以下类别的腹膜透析患者:①不能耐受过高腹腔内压力的患者;②常规 CAPD 无法获得充分超滤量和溶质清除率的患者;③特殊人群(如儿童、老年人和生活不能自理者);④经济条件许可的腹膜透析患者。

3. APD 治疗模式及特点 APD 治疗模式同样可分为 CCPD、NIPD、IPD、TPD 等。

(1) CCPD:是 APD 最常用的方式。夜间治疗时,患者与 APD 机器相连,APD 机引流废液并将新的腹膜透析液注入腹腔中,重复 3 次以上。次日早上,患者下机后可自由外出活动。患者白天腹腔内需保留腹膜透析液,持续与腹膜毛细血管内的血浆进行物质交换。

(2) NIPD:APD 在下机前,将患者腹腔内所有的透析液引流出来,白天患者腹腔内不保留透析液,称为“干腹”。NIPD 的清除率较 CCPD 低,适用于残余肾功能较好,或伴有并发症的患者(如腹腔发生渗漏、疝气及背部疼痛等)。

(3) TPD:在开始透析时 APD 机器向腹腔内灌注一定量的透析液,在随后的循环透析间期每次只引流部分透析液,再将新鲜透析液灌入腹腔。TPD 可减少引流末期腹痛的发生率。

(4) IPD:每次腹腔内灌入 1~2 L 透析液,并在腹腔内停留 30~60 分钟,每个透析日透析 8~10 小时,每星期 4~5 个透析日。在透析间歇期,患者腹腔内不留置腹膜透析液。

腹膜透析方式的比较见表 2-1。

表 2-1　腹膜透析方式的比较

项　　目	持续性透析		间歇性透析	
	CAPD	CCPD	NIPD	TPD
透析液用量(L/W)	56	70	105	105~280
周透析时间(h)	168	168	70	70
周上机时间(h)	0	70	70	70
周管路拆接次数	28	14	14	14
操作时间(h)	20	4	4	4
周溶质清除率				
尿素(L/W)	57	57	62	
肌酐(L/W)	47	47	39	
中分子溶质清除效果	好	好	较差	较差
腹膜炎发生率	相对高	相对低	极低	极低
超滤效果	一般	一般	好	好
血生化状态	稳定	稳定	波动	波动
血脂代谢紊乱	多见	多见	少见	少见
腹高压相关并发症	常见	常见	少见	少见

　　不同透析中心采用的 APD 治疗处方不同。常用 APD 治疗处方是:起始透析剂量为每天 10~12 L,对于身材高大的患者,透析剂量可提高到每天 15 L。常规的透析机每天总的治疗时间是 8~10 小时。对于残余肾功能良好和(或)身材矮小的患者开始进行 APD 治疗时可采用白天干腹的处方;对于最初进行腹膜透析就白天留腹的患者,应缩短留腹时间以减少液体的重吸收;对于腹膜高转运的患者,白天可干腹。

　　虽然近年来 APD 技术发展势头迅猛,但在我们国家因经济等原因,限制了它的广泛应用。因临床应用经验不足,目前对于 APD 治疗的认识仍不完善,医护人员需要更多临床指导,同时也需要有更多的大型多中心前瞻性 APD 的临床研究以推动学科的建设与发展。

　　综上所述,选择腹膜透析模式时既应考虑患者的选择,也应考虑该透析方式所能达到的最佳治疗效果。

| 第二节 | 紧急腹膜透析

在我国慢性肾脏病患病率为 10.8%，约有 1.4 亿慢性肾脏病患者，患病群体庞大。有相当比例的患者初次就诊时已达到慢性肾脏病 5 期，就诊时即需要进行肾脏替代治疗，因此紧急透析成为终末期肾病（end-stage renal disease，ESRD）治疗中的一个重要环节。另外，对于急性肾衰竭、难治性充血性心力衰竭、急性药物中毒等疾病也可选择紧急腹膜透析治疗。

目前，临床上主要的紧急透析方式是中心静脉置管后行血液透析治疗，随着腹膜透析技术的成熟和推广，近年来在我国紧急腹膜透析治疗也受到越来越多的关注。诸多荟萃分析的结果也提示其治疗效果与紧急血液透析相当。

一、紧急腹膜透析的定义

需要在 2 周内接受透析治疗且尚无血液透析通路的患者，以腹膜透析作为起始透析治疗方式，称为紧急腹膜透析。

二、紧急腹膜透析的适应证

适应证包括：①急性肾损伤；②ESRD 患者行紧急透析；③难治性充血性心力衰竭；④急性药物中毒；⑤急性胰腺炎；⑥肝功能衰竭/肝性脑病。

三、紧急腹膜透析的优势

1. 设备及操作简单且易于实施　紧急腹膜透析只需要由有经验

的肾脏科医师或外科医师为患者置入一根腹膜透析管后即可进行治疗。置管可以在床旁超声引导下使用套针或导丝技术穿刺置入,也可以通过手术放置单涤纶套或双涤纶套的 Tenckhoff 管。现在也尝试在患者床旁穿刺置管,其优点是手术切口小、手术时间短且可以立即使用。

2. 避免透析失衡 紧急腹膜透析能够持续缓慢地纠正机体电解质紊乱和酸碱失衡,逐渐清除含氮的代谢产物,从而避免失衡综合征的发生。

3. 无需全身抗凝 紧急腹膜透析尤其适合有出血倾向、围手术期、创伤及颅内出血等症状的患者。

4. 血流动力学稳定 紧急腹膜透析连续、缓慢,较少发生低血压,减少了低血压对肾功能的损害。对血流动力学不稳定的患者尤为有利。

5. 无需中心静脉置管及造瘘 对于血管通路建立较困难的患者,紧急腹膜透析为首选。

6. 有助于加强营养支持 腹膜透析液中含有高浓度的葡萄糖或氨基酸,透析时葡萄糖或氨基酸的吸收也可以额外补充热量或营养物质,有助于营养不良的肾脏病患者加强营养支持。

四、紧急腹膜透析模式

(1) AIPD:治疗 24～72 小时,每次留腹 30～60 分钟,可以手工操作,也可以使用 APD 机器。

(2) 持续平衡腹膜透析(continuous equilibrated peritoneal dialysis,CEPD):与 CAPD 相似,一般留腹 2～6 小时。根据需要清除的液体量和毒素情况来决定透析量。

(3) TPD:可以提高总的溶质清除率,同时可以减少腹膜透析液引流时的腹痛。

(4) 高容量腹膜透析(high volume peritoneal dialysis,HVPD):该模式需要很大剂量腹膜透析液持续交换,每天 36～40 L,每次留腹

30～50 分钟。

五、紧急腹膜透析的处方制订

《2005 年欧洲最佳血液透析实践指南》和《2010 年国际腹膜透析学会指南》提出,腹膜透析置管后如需早期开始透析,应采用小剂量仰卧位透析方式。Povlsen 等介绍了对老年 ESRD 实施紧急起始腹膜透析经验,再次强调标准化 APD 透析处方的应用。

处方一:体重不超过 60 kg 的患者,透析时间 12 小时,透析总剂量 9.5 L,最大留腹剂量 1.2 L,潮式量 50%,交换次数 14 次,每次留腹 43 分钟。

处方二:体重超过 60 kg 的患者,透析时间 12 小时,透析总量 12 L,最大留腹剂量 1.5 L,潮式量 50%,交换次数 14 次,每次留腹 41 分钟。

这 2 个处方仅仅只是指南建议,临床上还要根据不同患者的具体情况设定个性化处方。

六、紧急腹膜透析的并发症

在紧急透析过程中可能会发生许多问题,应加强观察患者的临床症状和体征:①腹胀,可能由透析液引流不完全导致;②腹膜透析相关腹膜炎;③低血压;④高血糖和高钠血症;⑤腹膜丢失蛋白过多,导致低蛋白血症。

腹膜透析作为一种新兴的紧急透析方式,与紧急血液透析相比,其短期并发症发生率、技术生存率和患者生存率并无显著差别,且其设备及操作简单、血流动力学稳定、无需中心静脉置管或造瘘、无需全身抗凝、能有效纠正代谢失衡且有助于患者加强营养支持,是一种安全有效的透析方式。

(顾爱萍)

第三章

腹膜透析充分性评估

充分透析是长期腹膜透析治疗顺利进行的必要条件。定期对腹膜透析的充分性进行评估非常重要。对于腹膜透析患者而言,充分透析包括两方面内容:溶质清除和容量控制。影响腹膜透析充分性的因素主要有 3 方面:腹膜透析本身的影响、残肾功能的影响和患者体型的影响。

第一节 腹膜透析充分性的定义和标准

一、腹膜透析充分性的定义

ESRD 的替代治疗,其最终目的是通过透析治疗,使患者保持食欲良好,心情愉悦,毒素清除充分,无明显并发症,有较好的生活质量,期望值(生存率)接近于正常人群。腹透治疗的患者可以通过腹膜透析充分性试验结果作为衡量标准之一。

二、腹膜透析充分性的标准

目前公认的腹膜透析充分性标准为:CAPD 每周尿素清除(Kt/V)

≥1.7,每周肌酐清除率(Ccr)≥50 L/1.73 m^2。腹膜透析充分性的评判标准不能仅采用某一数值来说明,其稳定的临床状态及毒素清除也相当重要。

(一) 稳定的临床状态

1. 无明显毒素储积症状 患者表现为食欲良好,无恶心、呕吐及明显乏力等症状,精神状态良好,有较好的生活自理能力。

2. 处于正常容量状态 当透析充分时,患者无容量超负荷的表现,如水肿、高血压、心力衰竭、肺水肿、胸腔积液等,同时干体重稳定。但是,在临床中发现,腹膜透析患者的容量管理往往比血液透析患者更困难,而长期的容量超负荷状态也加重了心血管系统的负担,更具危险性。

3. 营养状况良好 当患者透析不充分时,会加重患者的消化道反应,同时容量负荷过重也加大了发生营养不良的可能性。营养不良会提高患者发生腹膜透析相关性腹膜炎的概率,故应严密监测。通常除了血清白蛋白≥35 g/L 和主观综合性营养评估正常外,还可以从各方面来评判,达到患者理想状态。

4. 钙磷代谢平衡 高磷血症是透析患者心血管疾病和全因死亡的重要危险因素,同时与肾性骨病也密切相关。当血磷<1.78 mmol/L 及钙磷乘积≤55 时,患者并发心血管疾病的危险性也随之有所下降。患者可以通过控制含磷食物的摄入或口服降磷药物来干预。

(二) 毒素清除

尿素氮和肌酐这两种小分子物质,通常作为透析毒素清除的统计指标。当其在体内潴留,得不到有效清除时,可以引起相应的症状和体征。当透析充分时,尿素氮和肌酐的数值会下降;当透析不充分时,疾病本身引起的消化道反应,使患者进食减少,造成营养不良,有可能也导致尿素氮和肌酐的数值下降,因此,不能过度依赖数值的变化来看待透析是否充分,还应做到全面的评估。

| 第二节 | 腹膜溶质转运特性与充分性

每个患者的腹膜功能都存在着个体差异,特别是对于高龄腹膜透析患者,或有腹膜炎病史的患者,都会或多或少地造成腹膜功能的改变。因此,应对患者腹膜功能进行准确评估,适时调整,以实现最优的透析效果。

一、腹膜转运特性及分类

(一)特性

腹膜透析患者可能由于长期进行腹膜透析治疗、有腹膜炎病史等原因,造成腹膜纤维化,腹膜变厚、变硬,导致腹膜功能下降,严重影响透析效果。通常采用进行腹膜平衡试验来评估患者腹膜的转运特性,从而制订更为恰当的透析方案。其基本原理是在一定条件下测得腹膜透析液与血液中肌酐和葡萄糖浓度之比值,据此确定患者腹膜转运的类型。

(二)腹膜平衡试验

1. 标准腹膜平衡试验 虽然该试验操作比较烦琐,但是在临床中应用最为广泛(标准腹膜平衡试验的测定方法详见第八章第七节)。

2. 快速腹膜平衡试验 监测样本数量偏少,但是节省时间,可作为初步判断患者腹膜转运功能的方法。其测定方法与标准腹膜平衡试验相似,需留取 4 小时的透析液及血标本来测定肌酐和葡萄糖浓度的数值。

3. 改良腹膜平衡试验 腹膜平衡试验主要关注腹膜溶质的转

运特性,对于腹膜的超滤功能不太强调。为了正确地评估其超滤能力,国际腹膜透析学会(International Society for Peritoneal Dialysis, ISPD)建议使用 4.25% 的腹膜透析液来替代原先使用的 2.5% 的腹膜透析液。

(三) 腹膜转运特性分类

见表 3 - 1。

表 3 - 1　腹膜转运特性分类

转运特性分类	CAPD 效果监测	
	超滤量	毒素清除
高转运	不好	好
高平均转运	好	好
低平均转运	好	差
低转运	很好	差

(四) 腹膜转运特性与病死率

低平均转运、高转运和高平均转运对于患者的生存率都存在一定的威胁,而高转运状态的高病死率尤其值得关注。虽然目前原因尚不明确,但可能与患者本身存在糖尿病、心血管疾病以及持续的营养不良等多重因素相结合,都有一定的联系。有研究表明,腹膜转运特性可直接影响患者的生存率,但与患者的技术失败率无关。

二、腹膜透析充分性评估

(一) CAPD 透析充分性

1. 相关因素　腹膜透析充分性与患者的并发症、生存率以及生活质量有着密不可分的关系。当透析充分时,腹膜透析与血液透析的生存率不相上下,而当存在高龄、糖尿病、心血管并发症时,其病死率有可能会随之增高。有研究发现:①与血液透析相比,无糖尿病及年龄<60岁的ESRD患者生存率更具优势。②开始腹膜透析与血液透析的时间也与病死率有关。③腹膜透析患者经常出现的容量超负荷状态也是造成患者死亡的高危因素。

(1)溶质的清除率:就目前而言,腹膜透析对溶质的清除率是否与患者的生存率切实相关的研究较少,而国内外多项研究也旨在说明:提高小分子溶质清除率及较大的透析剂量可能会使患者有更好的生存率。

(2)容量平衡状态:经过对腹膜透析患者的跟踪随访发现,容量超负荷导致的心血管并发症使患者的病死率增高。其主要原因是顽固性高血压和左心室肥厚。此外,腹膜透析患者的钠离子清除减少,也在一定程度上加大了风险。

2. 溶质清除状况的评估

(1)内容:要提高患者透析的充分性,就必须要对患者的透析充分性进行准确评估。除了数值的指标,还应考虑患者的溶质清除、容量平衡以及患者的临床状态等表现来综合评估。

(2)Kt/V:因Kt/V主要反映了腹膜对小分子毒素的清除情况,故可作为评估透析充分性的重要指标。其中K代表尿素的清除率;t代表透析的时间;V代表尿素的分布容积。在有残余肾功能的患者中,总Kt/V应包含残肾Kt/V及腹膜透析Kt/V。

(3)时机:建议每6个月进行1次。

(4)操作方法:①收集患者24小时的腹膜透析液流出总量,记录数值;②同一天,收集患者24小时的尿量,记录数值;③与此同时,抽取患者的血标本,用于检测血肌酐及尿素氮。

(5)计算方法:

每周的总Kt/V=(每天腹膜透析Kt/V+每天残肾Kt/V)×每周的腹膜透析天数

$$每天的腹膜透析 Kt/V = \frac{24\text{ 小时透出液尿素}(mmol/L) \times 24\text{ 小时透出液总量}(L)}{\text{血尿素}(mmol/L) \times V}$$

$$每天的残肾 Kt/V = \frac{24\text{ 小时尿液尿素}(mmol/L) \times 24\text{ 小时总尿量}(L)}{\text{血尿素}(mmol/L) \times V}$$

（二）APD 透析充分性

1. 溶质清除　由于 APD 有其特殊性,白天可以不留腹,夜间可用高容量透析液进行交换。通常,临床上会根据患者的腹膜运转特性,增加透析液的交换次数,或增加每次透析液的灌注量,以达到溶质的清除。

2. 目标的设定　患者存在以下情况时都可以建议进行 APD：①患者有进行 APD 的条件；②进行腹膜透析时有可能因为增加腹内压而发生相关并发症时；③腹膜转运特性显示高转运者。同时,在确定处方时还应考虑患者的体表面积和腹膜转运特性,通过增加透析液的灌注量和透析液的交换次数,达到目标。

▎第三节▎ 提高透析充分性的策略

一、透析不充分的原因

1. 患者方面　包括：①临床状态差,如营养不良、恶心、呕吐、顽固性高血压等；②残余肾功能减退；③腹膜溶质转运特性改变；④腹膜交换面积减少。

2. 透析处方方面　包括：①腹膜透析液存留腹腔时间过短；②腹膜透析时间过短；③腹膜透析液剂量不足。

二、提高充分性的策略

1. **透析时机** 目前,对于透析时机的把握存在一定的争议。在临床中,医师和患者都应共同考虑各方面的因素,当患者出现终末期肾脏病较明显的症状和体征时,就应及时考虑透析。尤其是对于糖尿病肾病患者,更应强调适时透析。

2. **增加溶质的清除**

1)增加透析交换的次数:也即增加了透析的剂量,使液体组织吸收增加,有助于患者达到充分透析。但值得注意的是,增加了透析的次数,也就意味着增加了葡萄糖的吸收,对于糖尿病肾病患者应谨慎。

2)增加透析液的灌入量:腹腔内腹膜透析液容量增加时,与腹膜的接触面积增大,有助于溶质交换,使患者达到充分透析。对于平均溶质转运者,增加透析液的灌入量比增加交换次数更具优势。

3. **确定透析处方,及时调整** 为了及时清除患者出现的终末期肾脏病的症状和体征,其中主要为氮质毒素,应根据患者的体型、身体状况、家庭情况、饮食习惯、服用的药物、原发病、残肾功能以及腹膜转运的特性制订个体化透析方案,并适时调整。

4. **保护残余肾功能** 由于长期腹膜透析,感染、容量控制不佳、疾病本身进展、营养不良等因素,使患者可能会丧失仅存的残余肾功能。有研究表明,氨基糖苷类抗生素的应用,也会加速残余肾功能的减退,故应慎用。对于新开始行腹膜透析治疗的患者,使用生物相容性好的透析液对于残肾功能的保护也有一定的作用。

5. **避免容量超负荷** 由于容量负荷过多,会导致严重的全身表现,如高血压、左心室肥厚、心力衰竭等。除了对患者定期进行容量评估外,还应关注患者的透析超滤情况、血压的变化、水肿的观察等,同时在确定处方时,也应考虑患者的容量负荷因素。对于腹膜透析患者而言,保持水、钠的平衡对于预防容量超负荷尤为重要。

6. 避免腹膜损伤　长期腹膜透析可导致腹膜的结构发生异常，从而造成其功能减退。故应积极预防腹膜透析相关性腹膜炎的发生，同时可应用生物相容性好的透析液，这对于腹膜的保护起重要的作用。

7. 定期随访　当患者透析不充分时，应仔细寻找导致透析不充分的可能原因，积极予以纠正，如患者是否依从性差、是否饮食和饮水不适当、是否存在透析引流不充分或透析液渗漏等情况。应加强随访。

三、透析处方的调整

腹膜透析的初始处方应强调个体化，这样有助于提高透析的充分性，延长患者的生存率，提高生活质量。

（1）初始腹膜透析时，应首先制订适合的透析处方。透析处方应包括透析的模式、透析液的葡萄糖浓度、每天的交换总量及交换次数、留腹时间等。

（2）规律透析后 4 周可以进行初次腹膜平衡试验，同时进行透析充分性评估，根据评估结果调整透析处方，直至达到治疗目标。

（3）通过腹膜透析处方的调整以及合理的一体化治疗，实现透析的充分性目标。以实现患者最佳的预后和最好的生活质量为目标，最大限度地保护残余肾功能，提高患者的生活质量，使他们更好地回归社会。

（毛　卉）

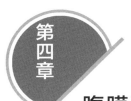

第四章

腹膜透析围手术期患者的管理

腹膜透析置管术是建立腹膜透析患者生命线的前提,保证腹膜透析成功的关键是采取正确的置管方式并选择恰当的置管位置,从而建立通畅的透析通路。加强腹膜透析围手术期护理管理可减少感染及术后并发症的发生。

目前,维持性腹膜透析的置管方法有以下3种。

(1)外科手术切开置管:目前,我国大多数腹膜透析中心多采用外科手术切开置管。该置管方法可靠,并发症较少,适用于绝大多数拟行腹膜透析的患者。

(2)腹腔镜置管:该方法需在全身麻醉下,通过腹腔镜技术置入腹膜透析导管,更适合有既往腹部手术史且需同时行腹部探查与网膜粘连松解等的患者。

(3)经皮穿刺置管:此方法经济迅速,可在床边进行,很适用于紧急情况下行腹膜透析的患者。盲穿法根据修订的 Seldinger 技术操作,使用 Tenckhoff 套管针、导丝及管鞘系统进行操作,在不可视情况下将导管插入腹腔,深涤纶套放置于腹部肌肉组织之外。

维持性腹膜透析置管位置:手术切口通常为耻骨联合向上 9～13 cm,左侧或右侧旁正中切口。

一、术前护理

(1) 评估:由腹膜透析专职护士和医师术前与患者及其家属进行谈话,评估患者及其家属的心理状况、经济状况、家庭住房以及家庭支持情况,确定腹膜透析居家照顾者,告知居家腹膜透析需要准备的居家环境与用物。

(2) 完善术前检查:详细了解病史,做好各项术前检查,如三大常规及凝血功能检查。配合医师选择合适的导管类型、手术切口、隧道路线和导管出口位置。

(3) 皮肤准备:术晨给予患者腹部备皮。范围是剑突下至大腿上 1/3,包括会阴部、脐部,两侧至腋前线。

(4) 肠道准备:术前应排空大、小便,避免术中损伤脏器。如局麻,术前可少量进食但避免食胀气食物。如全麻或硬膜外麻醉,术前需禁食 8 小时。

(5) 术前用药:术前 1 小时预防性使用第 1 代头孢菌素。

(6) 核对:腹膜透析护士与责任护士共同核对手术交接物品及相关事宜(如钛接头、短管、腹膜透析导管、聚维酮碘帽、腹膜透析液、腹带等)。

(7) 睡眠:患者在术前一晚保持良好的睡眠,缓解紧张情绪。

(8) 其他:按术前护理常规要求落实。

二、术中护理

目前,最广泛的手术方法为外科手术切开置管术,在置管过程中需顺应导管的张力,把握正确的方向,防止导管移位或变形。置管成功后,应根据患者的腹壁脂肪情况,调整皮下涤纶套。缝合伤口之前,应使用 1.5% 的腹膜透析液 1 L 冲洗腹膜透析管 2～3 次,观察腹膜透析液颜色及引流情况,直至透出液清亮并记录引流量。还要检查导管连接是否紧密。最后使用无菌敷料覆盖伤口。术中观察血压、心率、呼吸等生命体征的变化。

三、术后护理

1. 术后观察及相应护理

（1）观察患者意识、生命体征，术后当日取仰卧位，听取患者主诉。

（2）询问患者手术切口处疼痛情况，观察有无渗血、渗液。无上述情况者可不予以换药，1 周后行换药护理。换药时注意无菌操作，不强行去除结痂，避免过度牵拉导管。

（3）观察管路的固定情况及管路的连接情况，尤其是钛接头与短管的连接处，确保紧密连接，并妥善固定好短管。术后导管应制动，以利于导管出口处的愈合，减少渗漏、功能不良及导管相关感染的发生。注意导管固定应顺应导管自然走向，避免逆向、扭曲、牵拉及压折。

（4）术后遵医嘱使用 1.5％ 的腹膜透析液 1 L 冲洗腹膜透析管 2～3 次，观察导管引流通畅情况。通常置管术后 10～14 天开始行常规透析。如需行紧急透析，术后第 2 天可开始小剂量透析，逐日增加。

2. 饮食　局麻术后即可进食易消化食物，避免胀气食物，宜少量多餐。

3. 术后用药　术后 12 小时可使用第 1 代头孢菌素（遵医嘱）。

4. 术后活动　术后第 2 天视患者体质情况，鼓励患者起床活动，促进排便，防止导管移位及引流不畅。但前 3 天活动不宜过多，3 天后根据腹部切口情况逐渐增加活动量。

5. 拆线　根据切口情况，一般术后 10～14 天拆线。

6. 术后早期并发症

（1）出血：术后淡血性透析液常见，一般不需特殊处理。颜色较深时,遵医嘱可行腹腔冲洗,颜色会渐淡。如透出液颜色进行性加深,甚至患者出现血红蛋白和血压下降,应立即通知医师,必要时应行外科剖腹探查寻找出血部位并止血。女性患者在月经期内可出现血性引流液,其原因为月经血流经输卵管伞端排入腹腔所致。当月经干净以后引流液会变清,一般不需处理。

(2)疼痛:腹痛可表现为弥漫性或局限性。置管后出现切口周围疼痛,有的患者还可出现会阴部及肛周部位的疼痛,特别是引流腹膜透析液即将结束时及灌入腹膜透析液时尤为显著。主要原因是置管时导管腹内的末端刺激到该部位的腹膜所导致。一般于置管后1～2周逐渐消失。需注意除外腹腔感染及脏器穿孔等原因引起的疼痛。

减慢引流液体及灌入液体的速度,可减少此类疼痛;对于症状明显的患者,可允许腹腔存留少量液体。透析液温度应适合,控制在37℃左右为宜,过高或过低可引起弥漫性腹痛。

(3)腹膜透析液渗漏:置管后30天内发生的腹膜透析液渗漏称为早期腹膜透析液渗漏。行正中切口的患者发生率较行旁正中切口患者高。常见危险因素:肥胖、糖尿病、老年、营养不良、多次妊娠及置管、长期应用类固醇类药物等。

1)腹壁渗漏:腹壁局限性隆起水肿或皮下积液。腹部电子计算机断层扫描(computed tomography,CT)和磁共振成像(magnetic resonance imaging,MRI)检查有助于明确渗漏部位。

2)管周渗漏:液体从管周流出,腹膜透析液灌入时尤为明显。渗液生化检查葡萄糖浓度明显高于血糖。需卧床,减少活动量。遵医嘱小容量透析或暂停,用血液透析过渡。无紧急透析指征者,可延迟2～3周进行腹膜透析。

(4)引流不畅:常见原因有管腔堵塞、侧孔堵塞、大网膜包裹、导管移位(表4-1)。

表 4-1　引流不畅常见原因、临床表现及处理

常见情况	原因	临床表现	处理流程*
管腔堵塞	(1) 血凝块、纤维蛋白凝块、脂肪球将管腔堵塞 (2) 导管受压、打折扭曲 (3) 导管在腹腔内被网膜包裹 (4) 腹腔粘连	腹膜透析液灌入和流出均不通畅(双向障碍)	(1) 先用0.9%氯化钠溶液快速加压冲洗导管,但切勿抽吸 (2) 如无效,可用0.9%氯化钠溶液20 ml+肝素5~10 mg加压冲洗管道
侧孔堵塞	同上	腹膜透析液灌入时无阻力、通畅,而流出始终不通畅(单向障碍)	用0.9%氯化钠溶液快速加压冲洗导管
网膜包裹	同上	灌入时速度减慢,同时可伴局部疼痛	(1) 促进肠蠕动,口服胃肠动力促进药或缓泻药,必要时灌肠 (2) 冲洗后用0.9%氯化钠溶液20 ml+尿激酶10万u,经腹膜透析管注入腹腔,夹管1小时后放液,以促进坏死组织的纤维块溶解
导管移位	(1) 便秘、腹泻、低钾 (2) 反复牵拉腹膜透析管,固定不当 (3) 手术操作问题	腹膜透析液进出不畅,行腹部X线平片检查可以确诊	非手术复位: (1) 保持胃肠道平衡状态 (2) 纠正低钾血症 (3) 加强导管固定 (4) 运动方式复位 (5) 手法复位 (6) 手术复位
原因不明	不明	腹膜透析液出入不畅	(1) 查看各处管夹是否开关正常 (2) 查看患者治疗时有无将导管弯折 (3) 指导并协助患者更换体位 (4) 评估患者情况,尽量多下床活动

＊各情况均需执行:查看各处管夹是否开关正确;查看患者治疗时有无导管弯折;指导并协助患者更换体位;评估患者情况,尽量多下床活动

（庄　勤）

第二篇

腹膜透析中心的建设及管理

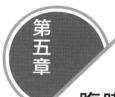

第五章 腹膜透析中心的结构布局

腹膜透析中心与血液透析中心的环境布局相比,所需设施、设备均相对简单,但也应布局合理,清洁区域与污染区域分开,并符合医院感染控制标准。应包含办公区、接诊区、培训区、治疗区、污物处理区和储藏区。腹膜透析中心的规模和设施与患者数量、医院环境、医院设备条件相关,只有合理设计、充分利用空间才能保证中心的正常运作。

一、办公区

要求:必须配备电脑及网络设备,并安装腹膜透析管理数据库。

功能:处理医嘱,书写护理文书,整理及登记纸质版/电子版腹膜透析患者数据,纸质资料存储,讨论医疗问题,业务学习。

二、接诊区

要求:配备基础医疗设施,如血压计、体重计、诊疗床等;资料档案柜及规范的医疗文书记录。

功能:接待腹膜透析患者;开具药品、化验单;评估居家透析情况;确定或调整腹膜透析处方。

三、培训区

要求：通风良好，有照明设备及舒适的座椅；配备多媒体设备（电视机、电脑或 DVD、投影仪等）；培训设施（教学挂图、模型等）。

功能：患者及家属透析前教育，操作培训，患者再教育。

四、治疗区

要求：环境安静，光线充足；应配备洗手池、恒温箱、电子秤（称量腹膜透析液）、输液架、治疗车、紫外线灯、挂钟、有盖式污物桶、血压计、诊疗床、供氧设备、中心负压接口或配电动吸引器。

功能：腹膜透析患者换液、采集标本以及导管出口处护理。

五、污物处理区

要求：配备有盖式污物桶、洗手池，废弃透析液必须统一排放到医院的污水处理系统，医疗废弃物按照《医疗废物管理条例》及有关规定分类处理。

功能：处理废弃透析液。

六、储藏区

要求：通风，保持干燥，分类存放，有储物架或储物柜。

功能：存放腹膜透析患者病历资料、消耗品及腹膜透析液等。

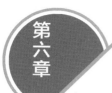

腹膜透析中心护理人员资质与职责

第六章

一、腹膜透析中心护士的要求与职责

（一）要求

（1）取得护士执业资格证书。

（2）有1年以上肾脏病专业相关的护理经验。

（3）受过腹膜透析理论知识的系统培训并获得相关证书。

（4）具备较强的语言表达能力，掌握患者培训的技巧。

（5）对腹膜透析专科护理具有浓厚的兴趣，对腹膜透析治疗充满信心。

（6）责任心强，对患者有耐心且充满爱心，具有综合分析和对潜在问题的预测能力。

（7）具有良好的团队合作精神，与医师合作共同协商解决患者现存或潜在的问题。

（8）有一定的科研意识，主动学习腹膜透析相关新理论、新知识、新技术，并能灵活地运用到实践中。

（二）职责

（1）认真执行腹膜透析的各项护理制度、工作流程及技术操作规程。

（2）正确执行医嘱，为患者提供护理评估与专科护理，包括基本护理、透析充分性评估、透析并发症处理等。

（3）落实患者宣教与随访，包括全程患者教育，患者操作培训及考核，饮食指导及常见并发症的处理，积极开展肾友会及家访。

（4）客观、准确、及时地记录护理文书，建立并更新患者资料档案、门诊随访、护理记录，及时进行网络资料登记。

（5）保持工作环境整洁、物品放置规范，符合消毒隔离要求。

（6）了解患者病情和治疗方案，参与查房及疑难病例讨论，并制订护理计划。

（7）参与护理教学，协助完成实习护士、进修生的临床带教。

（8）参与质量分析及持续性质量改进，内容包括：腹膜炎发生率及发生原因分析、掉队率、透析充分性、导管并发症、透析患者生活质量、单项指标管理（如钙、磷、血红蛋白、甲状旁腺激素等）。

（9）参与团队科研工作，不断更新专科知识，接受继续教育及再培训。

（三）工作标准

见表 6-1。

表 6-1　腹膜透析中心护士工作标准考评

项目	工 作 标 准	评价标准				
		5	4	3	2	1
患者护理（30分）	掌握慢性肾脏病患者宣教，促进患者健康行为，延缓疾病进展					
	掌握分管患者病情，及时有效地落实各项护理措施					
	能独立完成腹膜透析评估及随访工作					

项目	工 作 标 准	评价标准				
		5	4	3	2	1
	掌握分管患者的病情,能及时有效地落实各项护理措施					
	掌握透析充分性评价方法,PET 及 Kt/V 的留取方法及临床意义					
	腹膜透析患者满意度≥95％					
专业技能(40分)	了解本专科常见检验结果及临床意义					
	掌握急救知识技能:心电图机、负压吸引器、简易呼吸器等设备的使用,能熟练配合抢救					
	掌握腹腔感染、导管感染、引流不畅、水肿等并发症的处理					
	熟练掌握更换外接短管、自动腹膜透析机操作等专科操作					
	熟练掌握居家患者健康教育及突发情况处理					
	腹膜透析网络登记客观、及时,纸质资料登记符合护理文书要求					
	主动学习腹膜透析相关新理论、新知识、新技术,并能灵活地运用到实践中					
	参加腹膜透析中心业务学习及教学查房					
病区管理(20分)	腹膜透析室及门诊区域,环境清洁、舒适,物品摆放有序					
	正确执行医嘱,严格落实各项规章制度					
	严格落实腹膜透析消毒隔离规范,医疗废物处置合理					
	主动配合完成临床带教工作					
团队合作(10分)	具备积极向上的态度,医护配合好,团队合作意识强					
	具备一定的组织、协调能力					

二、腹膜透析中心护士长的要求和职责

(一) 要求

(1) 可独立完成腹膜透析中心各班次工作,对腹膜透析治疗充满信心。

(2) 熟练掌握各种透析方式,具备处理并发症的丰富经验。

(3) 对团队提供指导和支持,定期开展腹膜透析中心质量分析。

(4) 主动学习新技术、新理论,科研意识强。

(二) 职责

(1) 制订科室年度工作计划、业务培训计划、教学计划、管理制度等,并组织落实。

(2) 掌握各项护理常规及技术规范,并督查规范及常规的落实情况。

(3) 承担难度较大的护理操作技术,组织并参与落实急、危、疑难患者的护理计划。

(4) 掌握腹膜透析中心质量核心数据的计算方法:退出患者的治疗时间、掉队率、腹膜透析感染率等。定期对中心管理质量、患者教育进行分析,并提出整改措施,督促整改计划的落实。

(5) 了解国内外护理最新进展,开展护理科研,指导和改进护理实践。

(三) 工作标准

见表 6 - 2。

表 6-2 腹膜透析中心护士长工作标准考评

项目	工 作 标 准	评价标准				
		5	4	3	2	1
临床护理质量（40分）	全面负责腹膜透析室的护理工作，参加临床护理实践，能够胜任各类岗位要求					
	建立护士岗位职责、工作标准、工作流程、操作 SOP 及护理常规，工作流程持续改进，护士知晓岗位职责					
	组织监控小组对出现的护理质量问题进行分析，提出整改措施并落实					
	参与急、重、疑难腹膜透析患者护理工作及难度较大的专科操作工作					
	负责督查指导各级护士护理工作落实					
	开展腹膜透析患者满意度调查					
	掌握透析中心存活率、掉队率、感染率、出口管理、钙磷管理、贫血管理等关键指标情况					
	组织召开腹膜透析中心例会					
病区管理质量（45分）	制订年度工作计划、培训计划、教学计划并组织落实					
	加强安全管理（人、财、物），预防护理缺陷、事故和医院感染的发生					
	建立护理不良事件与隐患缺陷报告、登记、分析及改进评价					
	识别科室存在的安全隐患和低效的工作流程，并进行改进					
	合理排班，制订腹膜透析护士绩效考核评价体系					
	根据科室特点建立和更新腹膜透析中心护理质量标准、规章制度、操作程序并组织落实					
	有效使用和科学管理本科室各类仪器设备和耗材，急救物品、仪器设备管理。做好科室成本预算和物资设备耗材的合理使用管理					

项目	工 作 标 准	评价标准				
		5	4	3	2	1
	负责病区药品安全及库房管理					
	建立各类突发事件应急预案及流程,做好护士培训					
教学科研(15分)	参与各层级护士带教及带教质量督查					
	积极进取,尝试新方法,准确把握护理学科的发展动向,尝试护理变革					
	组织科室小讲课,参与教学查房,制订并落实教学计划,教学效果好					

第七章 腹膜透析中心的管理制度

腹膜透析的成败与制度落实、管理质量密切相关。腹膜透析中心的管理制度包括：医务人员例会制度、腹膜透析患者资料管理制度、消毒隔离制度等。制度建立及完善的最终目的是提升腹膜透析中心管理水平，提高患者管理质量，促进患者早日康复。

第一节 医护人员例会制度

腹膜透析例会是一种提高腹膜透析中心质量的管理形式，能帮助中心做到定期回顾腹膜透析工作情况，分析腹膜透析治疗中存在的问题并制订解决方案，以促进腹膜透析工作的不断完善，最终提高患者治疗及管理水平。通过腹膜透析例会医护之间的讨论，做到互相交流、互相学习，从而不断提高腹膜透析中心的整体诊疗水平。

一、参会人员

科主任、腹膜透析中心负责人、相关医师和护士、研究生、进修人员、实习生等。

二、频率

每月 1 次。

三、时间

1～2 小时。

四、内容

（1）讨论日常行政管理：工作流程、医护配合方面存在的问题。

（2）当月患者病情汇报：现存患者总数、新增患者、退出患者的转归及原因，腹膜炎原因及预后，出口处、隧道感染原因及预后，住院病因及预后，特殊患者等。

（3）总结在研科研项目和参与临床研究方面存在的问题。

（4）总结上一阶段工作改进成效，根据前 3 项，对下一阶段工作重点及改进内容提出明确要求。

（5）每季度、半年、全年对腹膜透析中心数据进行重点回顾，总结分析，评估腹膜透析患者管理质量是否达标，存在的问题及改进措施。

（6）专科业务知识培训。

五、会议常用专科关键指标

（1）腹膜透析退出患者的治疗时间（time on therapy，TOT）：退出透析患者月总和/退出患者人数。

（2）掉队率（drop out rate，DOR）：年度退出人数/年度平均患者数。平均患者数＝开始人数＋1/2 新增人数－1/2 退出人数。

（3）腹膜炎发生率：腹膜透析中心患者的总透析患者月/腹膜炎发生次数，反映2次腹膜炎发生的间隔（月）。中心腹膜炎发生率应低于30透析患者月1次。

（4）住院率：指每年腹膜透析患者住院人数所占百分比。

（5）患者生存率：指单位时间内存活的腹膜透析患者占同期腹膜透析总人数的百分比（以死亡为终点事件）。

（6）技术存活率：指单位时间内能继续腹膜透析治疗的患者人数占同期腹膜透析患者总人数的百分比（以转为其他肾脏替代治疗或死亡为终点事件）。腹膜透析中心的1年技术生存率应不低于85%。

（7）监测腹膜炎相关的死亡：通常定义为死亡发生在活动性腹膜炎或腹膜炎4周内，或腹膜炎住院期间的任何死亡事件。

（8）其他专科质量指标：现存患者结构、退出原因分析、腹膜透析相关腹膜炎感染菌群及感染原因分析、钙磷管理、营养管理水平等。

第二节 ｜ 腹膜透析患者资料管理制度

规范的腹膜透析患者资料管理须建立和完善患者的治疗资料档案，可以提高腹膜透析中心的治疗质量及腹膜透析患者的生活质量及生存率，同时对科研起累积资料的作用。为保障患者资料客观、真实、完整，资料收集、整理和分析是不可分割的统一整体，任何步骤的缺陷都会影响统计分析结果和资料所发挥的作用。

一、纸质资料

（一）腹膜透析病历的内容

1. 腹膜透析病历首页

（1）患者基本信息：姓名、性别、身份证号、家庭住址、联系方式

（至少 2 个）。

（2）医疗信息：医疗费用支付方式、卡号、住院号等。

（3）简要病史：诊断、原发病、并发症、传染病筛查、既往肾脏替代治疗史。

（4）腹膜透析信息：置管日期、首次腹膜透析日期、腹膜透析编号、导管类型、手术切口位置、透析方式、退出原因、转归。

2. 腹膜透析随访记录及处方调整

（1）基本信息：腹膜透析编号、姓名、年龄。

（2）一般情况：身高、干腹体重、血压等。

（3）目前症状及体征。

（4）腹膜透析相关信息：目前腹膜透析方案、尿量、超滤量、腹膜平衡试验、腹膜透析异常情况、更换外接短管记录、导管出口处及隧道评估等。

（5）相关用药、特殊检查、处方调整建议等。

3. 腹膜透析培训及操作考核记录

（1）患者基本信息：腹膜透析编号、姓名、年龄。

（2）培训考核的内容、时间、考核护士、考核结果、患者签名。

4. 检查、检验记录

（1）检验：血常规及贫血检测、生化及骨矿物质代谢、营养状态、传染病指标等。

（2）检查：胸片、心电图、心脏彩超、颈动脉超声等。

5. 腹膜透析家访记录

（1）患者基本信息：腹膜透析编号、姓名、年龄。

（2）家庭环境：采光、清洁度、操作地点、腹膜透析液存放地点、腹膜透析废液处置、洗手场所及设施等。

（3）用物：腹膜透析液及耗材有效期、紫外线灯管更换时间等。

（4）操作：从用物准备至操作完成的所有流程，以及腹膜透析日记本的记录情况。

（5）饮食：居家饮食摄入评估。

（6）其他：应急联系、居家紧急情况处理知识掌握程度。

（7）家访结果及改进意见。

6. 营养状况及生活质量评估　目前腹膜透析患者的营养状态不能用单一的方法来评估，应综合分析，如综合患者的血清白蛋白和前白蛋白检查、主观综合营养评估、人体测量法等；有条件的腹膜透析中心，可对患者进行生活质量评估。

（二）书写及保管要求

由腹膜透析医师及护士共同负责病历的书写、保存及管理。严禁任何人涂改、伪造、销毁、隐匿病历，不得泄露患者隐私。任何机构和个人不得查阅患者的病历，因科研、教学需要查阅病历的，需经相关责任人同意，阅后应当立即归还。定期对腹膜透析中心病历记录情况进行总结分析，对存在的问题及时整改。

纸质资料填写注意事项：

（1）资料准确、客观、及时，字迹清晰，以免影响后期资料统计。

（2）实验室检查结果注意登记"单位"保持一致。

（3）病历首页患者电话号码应记录多个，以免更换电话导致患者失访。

（4）腹膜透析编号是唯一的，以便回顾性分析统计数据。

（5）患者病情稳定 1～3 个月随访 1 次。

二、信息登记系统

根据全国腹膜透析标准操作流程要求，所有开展腹膜透析的单位必须按要求及时完成腹膜透析病例信息登记工作。

信息上报的原则：①安全性原则，患者相关信息由专人负责登记,登记账号信息严格管理,不得以任何理由向无关人员透露患者及登记账号信息。②及时性原则,在规定时间内及时完成上报,腹膜透析患者开始腹膜透析治疗后3天内完成信息的网上填报。③有效性原则,上报信息一定要保证真实可靠、全面系统、数字精确。登记后需进行复核,避免人为错误。

| 第三节 | 消毒隔离制度

(1) 腹膜透析室清洁区、污染区分开。操作治疗区、储藏区环境应达到《医院消毒卫生标准》(GB15982－1995)中规定的Ⅲ类环境要求。无菌、清洁、污染物品分别放置,分类管理。腹膜透析液单独放置,离地20 cm,离墙5 cm,离顶50 cm,保持通风干燥,避免阳光直射。

(2) 透析间保持安静,通风、采光良好,空气消毒每天2次,每次30分钟,床、桌椅、地面每天消毒液擦拭1次。进行腹膜透析及换药等操作时严格执行无菌操作技术。操作台保持清洁,每天用消毒液擦拭2次。紫外线消毒灯应定期检测强度,紫外线辐射强度$\geqslant$ 80 $\mu W/cm^2$,强度每半年测1次;$<$80 $\mu W/cm^2$,每季度测1次;$\leqslant$ 70 $\mu W/cm^2$,应更换灯管。每周用95％乙醇清洁紫外线灯管。

(3) 应当按照《医院感染管理办法》,严格执行医疗器械、器具的消毒工作技术规范,并符合以下要求:①进入患者皮下组织、腹腔或血液循环的医疗器械、器具和物品必须达到灭菌水平;②接触患者皮肤、黏膜的医疗器械、器具和物品必须达到消毒水平;③各种用于注射、穿刺、采血等有创操作的医疗器具必须一用一灭菌。患者使用的床单等物品应一人一用一更换。使用的消毒药液、一次性医疗器械、器具应当符合国家有关规定,不能重复使用。

(4) 人员管理:工作人员上班期间应着装整洁,做治疗前应戴口罩、严格手卫生,接触患者体液、血液等操作时应戴手套。腹膜透析期间,限制人员频繁出入治疗室,进入治疗室应戴口罩。

（5）手卫生:腹膜透析室应配备完善的洗手设施,包括非手动式水龙头、洗手液、一次性擦手纸或干毛巾、七步洗手法示意图。手卫生知识知晓率要求达 100%,洗手依从性及正确率要求达 95% 以上,每月做医护人员手细菌培养一次,医护人员手细菌菌落总数应 $\leqslant$ 10 cfu/cm^2。

（6）医疗废弃物按照《医疗废物管理条例》及有关规定进行分类和处理。透出液处理:按照体液处理方式,剪破腹膜透析液袋倒入污水池。透出液袋放置在有明显警示标识的医疗废物袋中回收处理。

（邢小红　李红仙）

腹膜透析的标准化操作规程

腹膜透析是一项操作性很强的治疗。规范的操作是腹膜透析治疗的基础,不仅能有效预防腹膜炎等并发症的发生,还能为腹膜透析方案调整以及确保透析效果提供指导依据。标准化、规范化腹膜透析操作治疗是进行腹膜透析治疗的根本,本章就腹膜透析治疗中的常见操作如腹膜透析换液、腹膜透析出口处护理、更换外接短管以及腹膜透析液标本的留取等操作逐一进行介绍。

第一节 腹膜透析换液操作

一、操作方法及步骤

(一) 准备

1. 环境准备　关闭门窗及空调,紫外线消毒治疗间,限制人员走动,用消毒液擦拭治疗台。

2. 物品准备　口罩、腹膜透析液、聚维酮碘帽、2个蓝夹子、电子秤、输液架、腹膜透析记录本、免洗手消毒液。

3. 透析液检查内容　检查有效期、钙浓度及葡萄糖浓度及容量,外包装袋有无破损,透析液袋有无渗漏,液体是否澄清,拉环和加药口是否完整,挤压检查有无渗漏,透析液温度是否适宜(图8-1)。

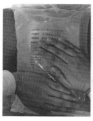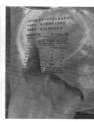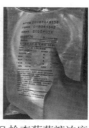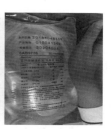

A.挤压无渗漏　B.检查钙离子浓度 C.检查葡萄糖浓度　　D.检查温度

图8-1　腹膜透析液检查

4. **药物准备**　如需添加药物,按医嘱根据无菌技术将其从加药口加入透析液中。

(二) 连接外接短管与双联系统

(1) 洗手,取出患者的短管,确保短管处于关闭状态(图8-2A)。

(2) 取下外接短管上的聚维酮碘帽(图8-2B);将双联系统"Y"形管从拉环上拉下握紧,注意手不要碰触短管外口和"Y"形管上的接口(图8-2C)。

(3) 迅速将双联系统与外接短管相连,拧紧(图8-2D)。连接时应将短管开口朝下,注意不要牵拉短管以免损伤外出口。

A. 握紧管路　　B. 取下聚维酮碘帽　　C. 拉下拉环　　D. 连接管路

图8-2　连接外接短管与双联系统

（三）引流腹腔内腹膜透析液

（1）悬挂透析液袋（图8-3A）；用蓝夹子夹闭入液管路（图8-3B）；将引流袋放在低垂位置（图8-3C）。

（2）打开短管开关（图8-3D）；将腹腔中的液体引流到废液袋里，注意观察引流液的速度、是否浑浊。

（3）引流完毕后关闭短管开关（图8-3E），用另一个蓝夹子夹闭出液管路。

A.悬挂腹膜透析液 B.夹闭入液管路 C.引流袋放置低垂位置 D.打开短管开关　E.关闭短管开关

图8-3　引流腹腔内腹膜透析液

（四）冲洗腹膜透析液管路

（1）再次确定短管已夹闭（图8-4A）。

（2）将腹膜透析液袋的易折阀门杆折断（图8-4B）。

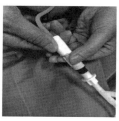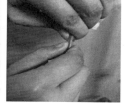

A. 确认短管开关已夹闭　　B. 折断易折阀门

图8-4　冲洗腹膜透析液管路

（3）移开入液及出液管路上的蓝夹子,5秒后观察管路中气体排尽后,用蓝夹子夹闭出液管路。

（五）将腹膜透析液灌入腹腔

（1）打开短管开关开始灌注。

（2）灌注结束后关闭短管开关。

（3）用蓝夹子夹住入液管路。

（六）分离外接短管与腹膜透析液袋

（1）检查聚维酮碘帽的有效期及包装有无破损（图8-5A、B）,打开外包装。

（2）撕开聚维酮碘帽,检查帽盖内海绵是否浸润碘液（图8-5C、D）。

（3）将短管与双联系统分离。

（4）将短管朝下,旋紧聚维酮碘帽至完全密合（图8-5E）。

（5）观察引流液的颜色、有无纤维蛋白并称量透出液的重量,记录在腹膜透析记录本上。

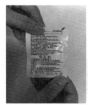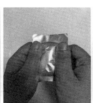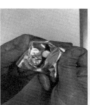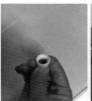

A.查有效期　　B.查外包装袋　　C.撕开包装袋　　D.查碘液浸润　E.旋紧聚维酮碘帽

图8-5　分离双联系统与外接短管

（七）整理用物

整理用物,保持操作环境的整洁。

二、腹膜透析换液操作流程

见图 8 - 6。

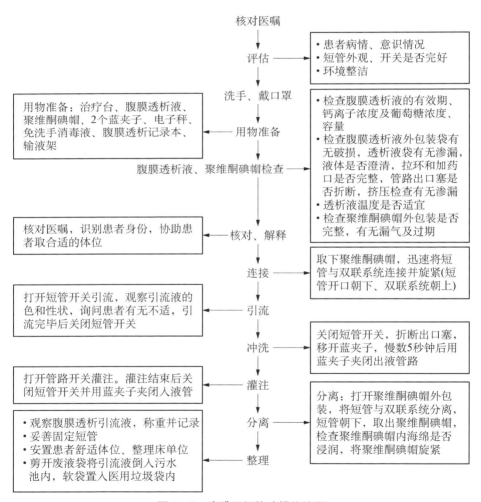

图 8 - 6　腹膜透析换液操作流程

三、注意事项

（1）腹膜透析换液操作时,环境要清洁、光线充足,定期打扫卫生并定期空气消毒。

（2）应注意检查透析导管与外接导管之间的紧密连接,避免脱落及腹腔外管路扭曲。

（3）每次操作前需仔细检查管路有无破损,一经发现破损应立即更换。

（4）注意腹膜透析导管保护,进行换液操作时应避免牵拉、摆动腹膜透析导管。

（5）操作时不可接触锐利物品。

（6）应注意无菌操作,避免接头污染。

（7）聚维酮碘帽一次性使用,使用前务必检查是否有碘液浸润。

（8）至少每6个月应更换1次外接短管,如有破损或开关失灵应立即更换。

▍第二节▕ 腹膜透析出口处的护理

一、出口处护理方法与步骤

（一）准备

（1）体位准备:患者取仰卧或坐位。

（2）物品准备:口罩、无菌敷贴/纱布、棉签、不含乙醇的碘消毒液、胶布。

（3）环境准备:关闭门窗和风扇,保持换药环境干净、整洁。

（二）操作步骤

（1）洗手，戴口罩。

（2）取下敷料，评估出口处和导管情况（图8-7A）。评估出口处皮肤有无发红、肿胀、渗液或痂皮，按压出口处和隧道，观察有无疼痛（图8-7B、C）；导管有无折叠、受压。

（3）再次洗手，用不含乙醇的碘消毒棉签消毒出口处，以出口处为中心，由里向外环形消毒至少2遍（图8-7D）。勿让消毒液进入出口处或隧道里。

（4）用无菌敷贴或纱布覆盖出口处，胶布蝶形妥善固定腹膜透析导管，避免牵拉、扭曲（图8-7E）。

（5）安置患者舒适体位，记录出口处情况。

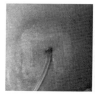 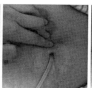 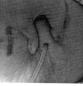 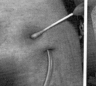

A.检查出口处 B.按压隧道 C.挤压隧道 D.消毒出口处 E.敷料覆盖并固定

图8-7　腹膜透析出口处护理操作步骤

二、腹膜透析出口处护理操作流程

见图8-8。

三、注意事项

（1）出口处护理须由专业医师、腹膜透析护士或接受培训且考核合格的患者或家属完成。

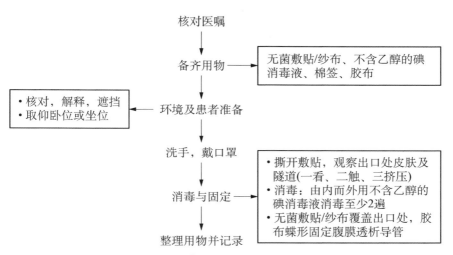

图8-8　腹膜透析出口处护理操作流程

（2）每次护理前均应按表8-1认真评估出口处。一般每周换药1～2次，出现感染时，按表8-2对出口处进行正确分类，并至少每天换药1次。

（3）切口愈合前不宜洗澡，愈合之后可以在肛袋保护下淋浴，不可盆浴。

表8-1　出口处评分标准

项目	0分	1分	2分
肿胀	无	仅限于出口，<0.5 cm	≥0.5 cm和（或）隧道
痂皮	无	<0.5 cm	≥0.5 cm
发红	无	<0.5 cm	≥0.5 cm
疼痛	无	轻微	严重
分泌物	无	浆液性	脓性

注：总分≥4分表示存在出口处感染；只要出现脓性分泌物即可诊断。<4分不代表没有感染

表8-2　导管出口的分类

分类	临床表现
急性感染	出口处疼痛、红肿,皮肤充血部位直径超过腹膜透析管直径2倍以上,皮肤变硬,有脓性或血性引流物和外生性肉芽组织,窦道表皮收缩。炎症持续时间少于4周
慢性感染	窦道内有渗液,肉芽组织长出的出口或在窦道内异常生长,出口可被肉芽组织覆盖,有较大的硬壳或血痂,可无疼痛、红肿。炎症持续时间超过4周
可疑感染	窦道内有渗液,出口周围和窦道内肉芽组织轻度增生,引流物黏稠,每天结痂1次,常无疼痛、皮肤变硬,皮肤充血部位直径超过腹膜透析管直径2倍以上
良好出口	窦道内潮湿、无渗液,可见肉芽组织,部分被上皮覆盖,引流物黏稠,2天以上结痂1次,出口颜色呈浅橘红色
极好出口	出口形成在6个月以上,窦道内完全由上皮覆盖,窦道内干燥,偶有潮湿和少量黏稠分泌物,7天以上结痂1次,出口颜色正常或微黑

注:目前将出口处状况分为5类,即急性感染、慢性感染、可疑感染、良好出口和极好出口

（4）如果出口处有痂皮,不能强行揭掉,可以用0.9%氯化钠溶液软化后轻轻去除。

（5）如果出口处出现渗液、损伤、感染或出血,应立即报告医师,尽快处理。

| 第三节 | 自动腹膜透析机的操作流程

自动腹膜透析（APD）是近年快速发展的腹膜透析技术。目前市场上APD机有多个品牌,操作基本相似。下面以百特公司的Homechoice机器为例,详细说明APD的操作流程。

一、操作方法及步骤

(一) 治疗准备

1. 环境准备　紫外线消毒治疗间,用消毒液擦拭治疗台及桌面,将 APD 机放置于清洁、平整的桌面上,备好电源插头。

2. 物品准备　口罩、免洗手消毒液、腹膜透析液、一次性透析管路、聚维酮碘帽、引流桶。

3. 透析液检查　检查透析液的有效期、葡萄糖及钙浓度、剂量、外包装、拉环和加药口。

(二) 上机操作

1. 开机　放置腹膜透析液于加热板上。

2. 参数设置

(1) 按向下键 ▽ 进入更改程式。依据医师处方设定:治疗模式、总治疗量、治疗时间、注入量、最末袋注入量(注意葡萄糖浓度)、体重单位、患者体重,设置结束按红色键 ●,确认相关处方设置信息。

(2) 按 2 次 ▽ 进入调整选项,按向下键 6 次,进入 0 周期引流警讯。设置 0 周期引流警讯数值。按 ● 完成设置。按绿色键 ◯ 执行。

3. 上机治疗

(1) 装置管路:打开卡匣门,装入一次性透析管路,关闭所有管夹,关闭卡匣门,挂好整理板。将废液端管路端口固定在废液桶上端。

(2) 按 ◯ 机器自我检测。

(3) 排气:检测结束后连接透析液袋。红色加热袋管路连接加热板上腹膜透析液,白色补充液袋管路连接补充液袋;蓝色最末袋管路连接最末袋留腹,且为浓度不相同的腹膜透析液(图 8 - 9)。连接完毕,打开所有本次治疗所用管路管夹,并按 ◯ 进行排气。

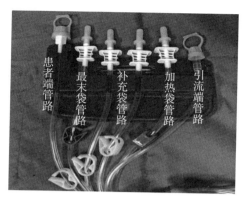

图 8-9　整理板

（4）连接患者：排气结束，关闭患者端管路管夹，并与患者短管连接后，打开管夹和患者短管开关，按⬤进行治疗。

（三）下机操作

1. 记录参数　治疗结束，机器显示治疗完成，按▽记录 0 周期引流量、总脱水量、平均留置时间等信息，按⬤。
2. 关闭管路　关闭所有管夹和患者短管开关，按⬤。
3. 分离管路　再次洗手消毒，分离管路。
4. 拆卸管路　打开卡匣门，取下透析管路，并按⬤。
5. 关机　关电源。

（四）整理用物

整理用物，擦拭机器备用。

二、自动腹膜透析操作流程

见图 8-10。

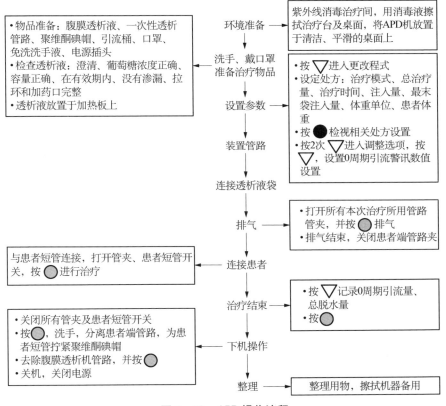

图 8‑10　APD 操作流程

三、注意事项

（1）严格遵守无菌操作，操作时洗手消毒，保持室内清洁。

（2）腹膜透析机放置高度与床的落差不超过 30 cm。

（3）如发现透析液有问题时，应即弃用，更换新的透析液。透析液袋必须正确地放置在加热板上，确保让透析液袋完整覆盖住银色的加热传感器。其余透析液袋平稳放置在同一水平面上，不可堆叠。

（4）不可重复使用一次性透析管路和聚维酮碘帽等一次性耗品。

（5）无特殊情况时不得中途停止治疗。

（6）严格遵医嘱设定透析处方，切不可自行更改透析处方。

四、腹膜透析机器报警处理方法

见表 8-3。

表 8-3　腹膜透析机器报警原因及处理步骤

显示信息	报警原因	处理步骤
引流量不足	引流量低于已设定的 0 周期引流量警示值	自动再启动警讯 ● 改变患者体位 ● 检查患者端管路有无扭曲或反折 ● 降低机器高度（15 cm） 手动再启动警讯 ● 按"红键"消音 ● 改变患者体位 ● 检查患者端管路有无扭曲或反折 ● 降低机器高度（15 cm） ● 按"绿键"继续治疗
检查患者端/加温袋端/补充袋端/最末袋端/引流端管路	管路扭曲或反折，管夹未打开，或者外接短管的拉环帽未拧开	自动再启动警讯 ● 检查管路有无扭曲或反折 ● 检查相应的管夹是否打开 ● 检查外接短管的拉环帽是否未拧开 ● 检查有无纤维蛋白阻塞现象
检查管路与透析液袋	单个或多个管夹未打开，引流液袋已空，或引流液袋的绿色出口塞未折断	手动再启动警讯 ● 按"红键"消音 ● 检查所有管路与引流液袋是否： 　■ 扭曲或反折 　■ 管夹未打开 　■ 引流液袋已空 　■ 引流袋的绿色出口塞未折断 ● 按"绿键"继续治疗

续　表

显示信息	报警原因	处理步骤
检查患者体重/检查注入液量	患者体重或注入液量的数据设定错误	手动再启动警讯 ● 按"红键"消音 ● 更正相关数据 ● 按"ERTER"确认 ● 按"绿键"退出更改程序
引流速度过慢	引流的速度过慢	自动再启动警讯 ● 检查管路有无扭曲或反折 ● 检查相应的管夹是否未打开 ● 检查外接短管的拉环帽是否未拧开 ● 检查有无纤维蛋白阻塞现象
系统错误	系统出现问题	手动再启动警讯 ● 按"红键"消音 ● 关闭机器 ● 再打开机器 ● 当面板显示电量恢复时,按"红键" ● 按"绿键"继续治疗 ● 如问题未解决,请联系医护人员
重新置入管组	卡匣置入不当	手动再启动警讯 ● 按"红键"消音 ● 关闭所有管夹 ● 打开卡匣门,重新置入卡匣 ● 关闭卡匣门 ● 打开相应管夹 ● 按"绿键"继续治疗
重新注满加温袋与检查补充袋管路交替出现	当液体不足以完成不定期补充时会出现警报声,此时警讯不能被略过。按照步骤返回并再次注入	手动再启动警讯 ● 按"红键"消音 ● 按"绿键" ● 当面板显示重新注满加温袋时,按"红键" ● 按"下键"2 次 ● 当面板显示略过时,按"ERTER"键 ● 按"红键"消音 ● 按"下键"4 次 ● 当面板显示"略过"时,按"ERTER"键

第四节 更换腹膜透析外接短管及钛接头

腹膜透析导管、钛接头及腹膜透析外接短管 3 部分被称为患者的生命线,其中外接短管需要每 3～6 个月更换 1 次,如有破损或开关失灵时应立即更换。

一、外接短管更换步骤

1. 准备

(1) 清洁桌面,准备物品:蓝夹子、口罩、无菌手套、无菌纱布、不含乙醇的碘消毒液、外接短管/钛接头。

(2) 操作人员和患者严格洗手、戴口罩,取出患者腹膜透析管外露部分。

2. 消毒 用蓝夹子夹闭腹膜透析管近端,消毒外接短管和钛接头的连接处后用无菌纱布拭干钛接头。

3. 更换

(1) 再次手消毒,撕开短管外包装备用。

(2) 戴上无菌手套,关闭新的短管开关。

(3) 分离钛接头与旧短管(如更换钛接头,需分离钛接头和腹膜透析管),钛接头旋开后端口朝下,连接新短管旋紧。

4. 冲洗

(1) 打开夹住腹膜透析管的蓝夹子。

(2) 连接新的腹膜透析液,引流出腹腔内的透析液,按常规换液 1 次,结束后连接新的聚维酮碘帽。

5. 其他 处理用物并登记外接短管/钛接头的更换日期。

二、外接短管更换流程

见图 8 - 11。

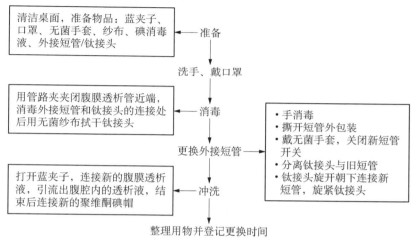

图 8 - 11　外接短管更换流程

三、注意事项

（1）严格遵守无菌操作。

（2）碘消毒液不可含有乙醇。

（3）如出现外接短管破损或接口污染应立即更换。

（4）如需更换钛接头,需同时更换外接短管。

| 第五节 | 腹膜透析液加药法

一、目的

根据医嘱,应用无菌技术,将药物加入腹膜透析液中,以达到治疗的目的。

二、准备

(1) 护士准备：着装整洁，洗手，戴口罩。

(2) 物品准备：治疗盘、注射器、按医嘱备药、腹膜透析液。

(3) 环境准备：清洁，光线充足，符合无菌操作的基本要求。

三、加药步骤

(1) 核对药物："三查七对"，检查药物、腹膜透析液的质量及有效期。

(2) 正确抽吸药液。

(3) 加药：消毒加药口，将药物从加药口注入，摇匀腹膜透析液，观察液体是否澄清、有无配伍禁忌。

(4) 整理用物。

四、注意事项

(1) 严格执行查对制度和无菌操作原则。

(2) 需加 2 种以上药物时，注射器应单独分开，不可混用，注意药物配伍禁忌。

(3) 药液抽吸宜现用现配，避免药液污染和药效降低。

(4) 应根据药物说明书选择合适的溶媒，不可用腹膜透析液代替。

(5) 应根据所要加药的药物剂量选择合适的注射器。

| 第六节 | 腹膜透析液标本留取

一、腹膜透析液常规标本留取

（1）核对医嘱，取当天首次引流出的腹膜透析液留取标本。

（2）消毒加药口，用无菌注射器从加药口抽取 10 ml 腹膜透析液，注入标本容器内。

（3）录入标本采样时间并及时送检。

二、腹膜透析液细菌培养标本留取

（1）根据检验申请内容，核查化验项目（细菌培养及药敏试验、真菌涂片等）是否齐全，选择合适的血培养瓶。

（2）检查培养瓶有无破损、保质期等，乙醇消毒血培养瓶塞，充分待干。

（3）乙醇消毒腹膜透析液加药口。

（4）无菌注射器抽吸引流液 5～10 ml 注入血培养中。原则上先注入厌氧菌瓶，再注入需氧菌瓶。

（5）录入标本采样时间并尽快送检。

三、注意事项

（1）运送要求。标本采集后应立即送检，如果不能及时送检，宜置于室温环境，严禁暂存于冰箱内。

（2）怀疑患者发生腹膜炎时，宜取首袋浑浊的引流液留取标本。如患者为干腹，需注入至少 1 L 腹膜透析液留腹 1～2 小时后再留取标本。

（3）送检标本应正确标注相关信息，如标本种类、采样时间及送检时间。

| 第七节 | 标准腹膜平衡试验

腹膜平衡试验（peritoneal equilibration test，PET）是用于评估腹膜转运功能的一种半定量的临床检测方法。可根据在一定条件下测得的腹膜透析液与血液中的肌酐和葡萄糖浓度的比值，来确定患者腹膜转运的类型，以了解超滤量变化原因，调整治疗方案。

一、标准腹膜平衡试验方法及步骤

（1）前一日晚间给予患者 2.5％腹膜透析液留腹 8～12 小时。

（2）准备 2 L 的 2.5％腹膜透析液，加温至 37℃。

（3）患者取坐位，在 20 分钟内引流出前一日晚间保留 8～12 小时的透析液，测定其引流量。

（4）患者取仰卧位，将 2.5％腹膜透析液 2 L 以 200 ml/min 的速度灌入腹腔内，记录灌入完毕的时间，并以此设定为 0 小时。在透析液每灌入 400 ml 时，嘱患者翻身，变换体位。

（5）透析液腹腔保留 0 小时和 2 小时时采集透析液标本：①从腹腔内引流出 200 ml 透析液，摇晃 2～3 次；②消毒加药口；③用无菌注射器抽出 10 ml 透析液送检，测定透析液的肌酐和葡萄糖浓度，将剩余的 190 ml 灌回腹腔；留好标本并做标记。

（6）腹膜透析液腹腔保留 2 小时时，同时抽取血标本，测定血葡萄糖和肌酐浓度。

（7）腹膜透析液在腹腔保留 4 小时后，患者取坐位，在 20 分钟内将腹腔内透析液全部引流出来。

（8）上下摇晃腹膜透析袋 2～3 次混匀透出液，抽出透出液 10 ml，测定透出液葡萄糖和肌酐浓度。

（9）称量引流液量并记录。

二、标准腹膜平衡试验流程

见图 8 - 12。

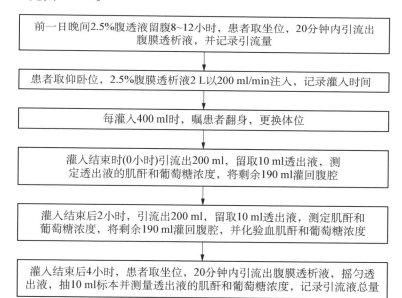

图 8 - 12 PET 流程

三、标本检测

测定透析液和血液中肌酐和葡萄糖浓度。在测定透出液肌酐浓度时，由于受透析液内葡萄糖的干扰，需采用肌酐校正因子进行校正，每个实验室应有自己的校正因子。

肌酐校正因子＝2.5% 新鲜腹膜透析液肌酐（mg/dl）/ 葡萄

糖(mg/dl)

校正肌酐(mg/dl)＝肌酐(mg/dl)－葡萄糖×校正因子(mg/dl)

四、腹膜平衡试验计算和结果评估

计算 0、2、4 小时透析液与血液中肌酐的浓度比值;计算 0、2、4 小时透析液中葡萄糖浓度的比值。

D/Pcr＝0、2、4 小时透析液校正肌酐值 /2 小时血肌酐

测定点 A(0 小时)＝Dcr1/Pcr;测定点 B(2 小时)＝Dcr2/Pcr;测定点 C(4 小时)＝Dcr3/Pcr(Dcr 为透析液中校正肌酐值;Pcr 为血肌酐浓度)。

D/D0＝2、4 小时透析液葡萄糖含量 /0 小时透析液葡萄糖含量;测定点 E(2 小时)＝PET2/PET1,测定点 F(4 小时)＝PET3/PET1。

PET 代表一定条件下腹膜透析液与血液中肌酐和葡萄糖浓度的比值,据此确定患者的腹膜转运类型。

五、腹膜平衡试验结果分类

根据结果,将腹膜转运特性分为以下 4 类(表 8 - 4):高转运(high transport,H)、高平均转运(high average transport,HA)、低

表 8 - 4 溶质转运分类

转运类型	D/Pcr	透出液葡萄糖浓度(mmol/L)	透出液量(ml)	净超滤量(ml)
高转运	0.82～1.03	13～28	1 580～2 084	－470～35
高平均转运	0.66～0.81	28～40	2 085～2 367	35～320
低平均转运	0.50～0.64	10～53	2 369～2 650	320～600
低转运	0.38～0.49	53～68	2 651～3 326	600～1 276

注:D/Pcr＝0、2、4 小时透析液校正肌酐值/血肌酐

平均转运(low average transport，LA)和低转运(low transport，L)。

六、腹膜平衡试验的频次

基础 PET 测定应在腹膜透析开始 4 周后进行,此后每 6 个月或腹膜炎痊愈后 1 个月或临床出现超滤改变时需要重复进行 PET,动态观察 PET 的变化,有助于纠正透析过程中出现的各种问题。

七、注意事项

(1) 操作时要严格遵守无菌操作原则,腹膜透析液标本需从加药口抽取。

(2) 注意操作时患者体位的改变,标本留取前要充分摇匀。

(3) 护士在操作时应严格记录时间,按时间节点进行操作。

(4) 标本务必及时送检。

(5) 准确记录腹膜透析液的量。

(6) 需要收集的数据有:引流液量,0、2、4 小时腹膜透析液肌酐和葡萄糖浓度,2 小时血肌酐和葡萄糖浓度。

┃第八节┃ 改良腹膜平衡试验

一、改良腹膜平衡试验的方法

其操作方法与标准 PET 相似,用 4.25% 腹膜透析液 2 L 留腹 4 小时,分别收集 0、1、4 小时的透析液及 1 小时的血标本测定肌酐、葡萄糖浓度。

二、改良平衡试验流程

见图 8 - 13。

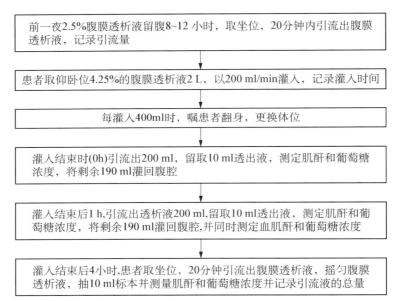

前一夜2.5%腹膜透析液留腹8~12小时，取坐位，20分钟内引流出腹膜透析液，记录引流量

↓

患者取仰卧位4.25%的腹膜透析液2 L，以200 ml/min灌入，记录灌入时间

↓

每灌入400ml时，嘱患者翻身，更换体位

↓

灌入结束时(0h)引流出200 ml，留取10 ml透出液，测定肌酐和葡萄糖浓度，将剩余190 ml灌回腹腔

↓

灌入结束后1 h，引流出透析液200 ml，留取10 ml透出液，测定肌酐和葡萄糖浓度，将剩余190 ml灌回腹腔，并同时测定血肌酐和葡萄糖浓度

↓

灌入结束后4小时时，患者取坐位，20分钟引流出腹膜透析液，摇匀腹膜透析液，抽10 ml标本并测量肌酐和葡萄糖浓度并记录引流液的总量

图 8 - 13　改良 PET 流程

三、标本检测

（1）4 小时透析液肌酐与血肌酐比值（4 h D/Pcr）。

（2）测定 1 小时透析液钠与血钠比值（1 h D/PNa$^+$），反映腹膜水通道介导的水转运。

（3）记录净超滤量，超滤量＜400 ml 定义为超滤衰竭。

四、改良腹膜平衡试验的优点

用 4.25％腹膜透析液代替标准 PET 中的 2.5％腹膜透析液进行改良 PET 对临床检测超滤衰竭更为敏感,所以国际腹膜透析学会(ISPD)超滤衰竭协作组推荐采用改良 PET 来评估腹膜溶质和水分转运特性。

五、改良腹膜平衡试验与标准腹膜平衡试验的比较

见表 8 - 5。

表 8 - 5　改良 PET 与标准 PET 的比较

项目	标准 PET	改良 PET
腹膜透析液浓度	2.5％	4.25％
留腹时间	4 小时	4 小时
小分子溶质转运功能	可评估	可评估
4 小时净超滤量	—	<400 ml 诊断为超滤衰竭
1 小时 D/PNa^+	—	反映水孔蛋白功能

六、改良腹膜平衡试验的临床意义

用 2 L 含 4.25％腹膜透析液留腹 4 小时后引流液的净超滤量<400 ml,透析液校正肌酐值/血肌酐(D/Pcr)>0.81 诊断为超滤衰竭。改良 PET 有助于了解引起腹膜超滤衰竭的不同原因。

（汪海燕　周伟花）

第三篇

腹膜透析患者管理

第九章

腹膜透析患者的教育

　　腹膜透析是一种可居家操作的医疗方式,但专业性很强。专科护士教育的最终目标是帮助腹膜透析患者在自己的腹膜透析护理中成为专家。由于患者的文化背景、操作能力、经济状况、家庭支持等方面都具有很大的差异性,因此面临着很大的挑战与考验。有效的护理教育能够改善患者的营养状况,使得饮食管理更为科学合理,提高患者的透析充分性,减少腹膜炎的发生。患者的健康行为建立和不良行为改变是一个持续且动态的过程,阶段性教育更符合患者行为改变的特点,强制患者学习的内容——为了生存必须学会,值得患者学习的内容——不是生存必须但与整体高质量的护理有关;鼓励患者学习很多重要的信息。本章节旨在对腹膜透析专科护士在患者教育方面有所指导,通过各阶段规范化的教育模式,有利于患者循序渐进、逐步掌握各阶段的重点,提高对疾病的知晓度,使患者掌握腹膜透析知识和操作技能,降低腹膜透析相关并发症的发生,提高患者的生活质量。

| 第一节 | 腹膜透析前教育

一、腹膜透析前教育的意义

腹膜透析作为一种可居家治疗形式,进行操作的人员往往是患者、家属以及其他非医务人员。因此,透析前教育在透析治疗中起重要作用。透析前教育是指当患者被诊断为 ESRD 时,即对患者进行授课。一方面,透析前教育可以帮助 ESRD 患者了解替代疗法的相关知识,从而选择更适合自身的肾脏替代疗法,也有助于提高透析治疗后患者的依从性,减少透析并发症的发生;另一方面,医务人员也可以更好地了解患者,帮助他们解决问题,了解患者不同时期的心理状态,并帮助患者建立良好的社会支持网络。

二、腹膜透析前教育的形式

借助自身模拟体验以及透析患者的亲身经历,用幻灯、视频、实物的形式进行腹膜透析相关知识宣教,帮助患者加深理解。

(1) 带领患者参观血液净化中心、腹膜透析操作室,旁观透析中患者们的透析操作过程,增加其体验感。

(2) 提供给患者仿真模拟腹膜透析模具,使患者直观感受腹膜透析整个操作过程。

(3) 邀请患者参加定期举行的腹膜透析患者座谈会,通过已行腹膜透析患者的现身说法增加对不同腹膜透析方式的认知度。

三、腹膜透析前教育的内容

(1) 向患者解释腹膜透析与血液透析的原理、适应证及禁忌证等，让患者及家属选择透析方式，并适当、中肯地给予治疗建议。

（2）腹膜透析医师和护士要详细了解拟行腹膜透析置管术患者的病情，如基础疾病、目前存在的问题、治疗方案等。

（3）评估患者的家庭环境、精神状态、心理情况及对疾病的认知。

（4）在手术前向患者简述腹膜透析置管术的过程，并带他们到腹膜透析治疗和培训室参观，以消除患者的紧张情绪。

▎第二节▎新入腹膜透析患者的教育与考核

一、新入腹膜透析患者培训地点

培训地点应该设立在私密且安静的房间，当患者接受培训时，应避免同一房间进行其他操作。培训室光线明亮，有充足的操作空间、洗手池以及舒适的椅子。培训可在门诊、医院、患者家中或其他地点交替进行。

二、新入腹膜透析患者的培训

培训计划可通过示范讲解，在护士指导下操作等步骤，使患者做到在出院前能够描述肾脏的功能；叙述腹膜透析的作用和原理；列举出腹膜透析重要并发症的主要表现，掌握如何饮食和活动，预防并发症；态度积极，能配合治疗；熟练运用透析管的护理技术和操作过程。培训由专职护士负责，资料包含宣传册、卡片、挂画等，培训地点可在病房或患者家中。培训具体内容如下。

（1）介绍腹膜透析基础知识，包括：腹膜透析的定义、基本原理，超滤的概念，透析周期，腹膜透析液成分、浓度与超滤的关系，腹膜透析的类型等。

（2）反复强调清洁和无菌的概念及重要性：操作前必须按七步洗手法洗手（按照七步法充分揉搓手指和指缝）、戴口罩（遮住口鼻）。

（3）更换腹膜透析的操作培训：培训六步法操作流程，准备—连接—引流—冲洗—灌入—分离，让患者现场操作，考察是否操作规范。

（4）导管出口处的护理：指导患者对出口处正确评估，介绍出口处感染的表现及处理；告知导管需妥善固定，避免牵拉；告知淋浴注意事项，只能淋浴，禁止盆浴或游泳。淋浴时，需使用造口袋，保持出口处干燥，每次淋浴完毕后要对出口处进行护理，以预防出口处感染。

（5）并发症护理：腹膜炎、引流不畅、液体平衡失调、便秘、引流液中有絮状物、出口处感染、疼痛、渗液等。

（6）家庭腹膜透析的常见及紧急问题处理：腹膜炎，导管出口处感染，灌注和（或）引流困难，短管脱落，腹膜透析导管破裂、卷曲、打折，引流液异常等。出现上述问题需及时前往医院。

（7）饮食指导：CAPD 患者蛋白质的摄入量一般要保证 $1.0\sim1.2\,g/(kg \cdot d)$，其中超过半数应是优质蛋白，同时要避免高磷饮食。确保足够的热量，食物应含有丰富的维生素和纤维素。最好能结合常见食物的模具进行饮食宣教，使患者及家属更直观地理解。适当控制饮水，量出为入。每天液体的入量根据每天的尿量和腹膜透析超滤量而定。

（8）锻炼指导：患者在伤口拆线后需适当进行锻炼，以不感到特别疲劳为宜，如散步、慢跑、打太极拳等。不可从事剧烈、会导致腹压增加的竞技性、搏击类项目。需要注意的是在进行锻炼前要妥善固定导管。

（9）腹膜透析的记录：指导患者监测并记录腹膜透析相关重要指标，如血压、干体重、24 小时尿量、超滤量、饮水量等。随访时带上记录本到腹膜透析中心。

三、新入腹膜透析患者的考核

1. 考核项目　操作能力、CAPD 基本知识、进阶知识。

2. 考核方式　实施者在现场进行操作，由专科护士考核。

3. 评价标准　无菌操作严格，流程熟练，问题 100％回答正确。

4. 考核内容

（1）基础知识：①CAPD 基本原理。②心理适应和自我体检方法。③常见并发症原因、症状、处理，尤其是腹膜炎的临床表现及预防措施。④准备工作：治疗室、储藏室环境，换液及出口处护理的用物，腹膜透析记录本。

（2）操作能力：①更换透析液操作，准备、连接、引流、冲洗、灌注、分离。②换液后的操作，检查透出液，计算超滤量，观察出口处的情况等。③导管及出口处护理，出口处评估、换药、沐浴方式，妥善固定导管。

（3）居家自我管理能力：①异常情况判断和简单处理方法，如渗漏、引流不畅、超滤不足、透析不充分、血性透析液、短管污染、外接管破损等需紧急就医的情况。②饮食与营养：日常饮食、水盐限制的方法。③运动：运动强度和持续时间、注意点。④需常规观察和记录的内容，如体温、脉搏、血压、体重、是否水肿、透出液是否清亮、超滤、出口处情况、洗澡袋的使用、复查时间及项目。⑤紧急联系方式，腹膜透析中心和腹膜透析液厂商的联系电话。

四、新入腹膜透析患者初次培训应达到的最低培训要求

在培训结束时，测试患者所有的换液操作，对教学进行总结性评估，患者和（或）照顾者需达到培训的最低要求：①能运用无菌技术进行腹膜透析连接操作；②识别污染且可以用语言恰当表达；③知晓液体平衡的调整及与血压过高或过低的关系；④能够利用资源发

现、报告并处理潜在并发症；⑤理解何时及如何与医院透析中心进行沟通。

每个腹膜透析中心均要确定是否需要口头或书面测试来评估培训目标的达成与否。

| 第三节 | 腹膜透析患者再教育

对腹膜透析患者及操作者反复进行的评估和培训即为再教育与再评估，这有利于提高患者生活质量，从而减少并发症和住院率；有助于提高患者依从性，保障腹膜透析治疗顺利进行。腹膜透析随访患者的教育模式应适应不同患者的特点并适当考虑患者需求，再教育与再评估的策略应根据不同阶段制定不同的项目和重点，最终做到患者有能力自己解决问题。

一、再教育对象

根据患者的具体情况，定期教育培训。对象通常是患者本人、家属或者其他相关人员。

二、再教育周期

初始培训后的再培训至少为每年1次，或在患者住院后、管路感染或腹膜炎后及患者活动力、记忆力、视力发生变化后。

三、再教育方式

建立居家腹膜透析个人健康档案，根据患者的年龄、学历、职业及经济条件等实施个性化再教育方式。①对老年人及低学历的患者重点采取口头宣教,运用通俗易懂的语言,反复提问、检查并指导;②对年轻人、学历高、接受能力快的患者,采用书面教学,并增加肾脏病相关的基础知识点及腹膜透析原理等;③对行动不便的患者,进行家访,查看患者居住环境及卫生情况,现场查看患者操作和日记记录,及时发现错误并予以纠正。

四、再教育内容

再教育的内容应包括换液操作、洗手、识别腹膜炎、容量负荷过重、污染后恰当处理及出口处的护理等。再教育的内容也可以根据腹膜透析中心近期内出现腹膜透析患者发生频率较高的并发症,进行针对性的重点培训。

(王丽雅)

第十章

腹膜透析患者的随访

　　腹膜透析随访是指患者居家腹膜透析后腹膜透析中心对患者跟踪随访、诊疗教育的过程,对腹膜透析患者的诊疗具有重要且不可替代的作用。患者管理好坏直接影响患者的预后与医疗费用高低。随着腹膜透析的长期进行,患者会遇到很多问题,如导管相关并发症、药物调整、免疫力降低引发的感染、矿物质与骨代谢病及由于家庭和社会因素造成的心理疾病。这些并发症都会严重影响患者的生存质量、再住院率和病死率,加重家庭和社会的经济负担,某些特殊的并发症如血管钙化等存在不可逆性,因此早期发现及预防尤为重要。这就需要医护人员定时随访、综合判断、发现预兆、早期处理。

| 第一节 | 随访的方式

一、腹膜透析随访常用的方式

　　1. 门诊随访　了解患者居家透析情况,包括透析液的进出是否通畅、超滤量、残肾功能、检查出口是否完好、使用的药物是否需要调整、患者是否有临床症状、睡眠和饮食情况以及相关并发症等。专科护士应参与科内腹膜透析随访门诊,了解患者居家透析情况,处理居家透析中遇到的问题,指导患者正确的透析方式,从而减少并发症发生。

2. 电话随访　对那些不能定时来院门诊随访或出现各类并发症的患者,护士需要定时电话跟踪随访。包括 24 小时咨询电话接听;医护人员下班后可留给患者紧急联系电话,以便处理突发问题,解除患者后顾之忧。

3. 家庭访视　对一些特殊情况不能来院访视的患者,医护人员可根据情况上门访视,了解患者家庭透析情况,对患者进行再教育,现场发现问题、解决问题,增加医患沟通,提高透析质量,增加患者的社会复归率。

4. 网络随访　可通过微信、QQ、APP 软件等网络平台发送健康宣教资料;及时解答患者提出的透析问题,分享患者居家腹膜透析经验,跟踪并发症治疗预后,发布透析中心管理信息;与患者微信互动,了解患者的心理变化并及时给予心理干预。

二、随访频率

每位患者每月至少有 1 次门诊随访、电话随访或网络随访。家庭访视可选择新置管或长期卧床不能来院、腹膜炎反复发作等并发症较多的患者,根据科室护理人员情况安排家访次数。当患者出现并发症后需根据患者疾病的需要增加随访频率,方式可以是以上 4 种随访模式中的任何一种,及时给予患者对症的治疗、护理和教育。

| 第二节 | 随访的内容

一、询问患者一般情况及体格检查

(1) 腹膜透析护士需查看患者的透析记录本,了解居家透析情况：①患者是否按透析处方执行治疗；②上次随访后至本次随访期间透析的超滤量、尿量、饮水量、体重、血压的变化等。

（2）询问居家腹膜透析一般情况：①食欲情况，尽量让患者记录饮食日记，以便具体了解患者的饮食状况，给予合理的饮食建议；②睡眠状况，是否服用安眠药。

（3）询问居家腹膜透析中出现的症状体征：①心血管系统，有无胸闷、头晕、心前区疼痛；②呼吸系统，有无咳嗽、咳痰、气促、呼吸困难、夜间不能平卧；③消化系统，有无恶心、呕吐、腹泻、便秘、腹胀、嗳气等。

（4）了解腹膜透析相关状况：①腹膜透析液引流是否通畅，引流的时间，透出液是否清澈透明，有无伴随纤维蛋白流出，透析中有无出现腹痛、疝等情况。②核对药物服用情况，了解更改治疗方案的原因。③测量血压、心率、体重。④检查下肢有无水肿，水肿的部位，是否对称，皮温及颜色；腹部是否柔软，有无压痛；有无皮下淤点、淤斑，口腔黏膜出血等症状。

（5）检查患者腹膜透析换液操作：定时检查患者腹膜透析换液操作是否规范，如有违反操作规程，及时指导改进。

二、腹膜透析出口导管检查

（1）轻轻按压隧道，检查隧道有无压痛、红肿，出口处有无分泌物、红肿、疼痛、结痂、肉芽组织形成；询问平时换药情况，并做好检查记录。如疑有感染，及时做好培养以便明确诊断。

（2）检查腹膜透析管是否有渗漏，如有渗漏，需在无菌的条件下将渗漏处剪去后重新消毒并连接外接短管。

（3）外接短管需每 3～6 个月更换 1 次，如发现有破损、污染、断裂，需及时更换并做好记录。

三、定时留取标本并做好跟踪随访

根据腹膜透析规范要求定时做好生化、腹膜透析充分性评估（Kt/V）及 PET。腹膜透析护士实时收集检查结果，并完成 PET、Kt/V、Ccr 计算。将评估结果及时报告腹膜透析主管医师处理。医师处理后护士必须跟踪患者治疗状况。

四、营养状况评估

可通过查看患者的饮食记录，测量患者的上臂围、皮褶厚度、肌力、体质指数、腰臀比或者主观营养评估、身体成分测定等方法，评估患者营养及容量状况。如有专职营养师，由营养师作营养评估并登记（若无，可由腹膜透析护士负责），同时给予相应的指导。

五、透析处方调整

腹膜透析主管医师根据患者检查结果及居家腹膜透析情况调整透析处方，护士需将近阶段出现的问题对患者进行再教育，并跟踪治疗效果。

六、生存质量评估及心理护理

定时评估患者的生存质量，并根据实际情况给患者进行心理疏导。

七、预约下次就诊及随访时间

根据患者病情预约下次随访时间。

附录：SF - 36 生活质量调查表

填表说明：下面的问题是询问您对自己健康状况的看法、您的感觉如何以及您进行日常活动的能力如何。请您尽量选一个最贴切的答案，并在第 10 个问题之后的空白处写上您的建议。

1. 总体来讲，您的健康状况是：

非常好	很好	好	一般	差
□	□	□	□	□

2. 跟 1 年前相比，您现在的健康状况是：

好多了	好一些	差不多	差一些	差多了
□	□	□	□	□

健康和日常活动

3. 以下这些问题都与日常活动有关。您的健康状况是否限制了这些活动？如果有限制，程度如何？

	很多限制	有一点限制	根本没限制
(1) 重体力活动（如跑步、举重物、激烈运动等）	□	□	□
(2) 适度活动（如移桌子、扫地、做操等）	□	□	□
(3) 手提日杂用品（如买菜、购物等）	□	□	□
(4) 上几层楼梯	□	□	□
(5) 上一层楼梯	□	□	□
(6) 弯腰、屈膝、下蹲	□	□	□
(7) 步行 1 500 米左右的路程	□	□	□
(8) 步行 800 米左右的路程	□	□	□
(9) 步行 100 米的路程	□	□	□
(10) 自己洗澡、穿衣	□	□	□

4. 在过去 4 周里,您的工作和日常活动有没有因为身体健康的原因而出现以下这些问题?

	有	没有
(1) 减少了工作或其他活动的时间	☐	☐
(2) 本来想要做的事情只能完成一部分	☐	☐
(3) 想要做的工作或活动的种类受到限制	☐	☐
(4) 完成工作或其他活动有困难(如需要额外的努力)	☐	☐

5. 在过去 4 周里,您的工作和日常活动有没有因为情绪(如感到消沉或者忧虑)而出现以下问题?

	有	没有
(1) 减少了工作或其他活动的时间	☐	☐
(2) 本来想要做的事情只能完成一部分	☐	☐
(3) 做工作或其他活动不如平时仔细	☐	☐

6. 在过去的 4 周里,您的身体健康或情绪不好在多大程度上影响了您与家人、朋友、邻居或集体的正常社交活动?

根本没有	很少有	中度	较大	极大
☐	☐	☐	☐	☐

7. 在过去 4 周里,您有严重的身体上的疼痛吗?

很轻微	轻微	中度	严重	很严重
☐	☐	☐	☐	☐

8. 在过去 4 周里,身体上的疼痛影响您的正常工作吗(包括上班工作和家务活动)?

根本没有	有一点	中度	较大	极大
☐	☐	☐	☐	☐

您的感觉

9. 以下这些问题有关过去 1 个月里您的感觉如何以及您的情况如何。

	所有的时间	大部分时间	比较多时间	一部分时间	小部分时间	没有持续的时间
(1) 您觉得生活充实吗?	☐	☐	☐	☐	☐	☐
(2) 您是一个精神紧张的人吗?	☐	☐	☐	☐	☐	☐

(3) 您感到垂头丧气,什么事都不能
    使您振作起来吗? ☐ ☐ ☐ ☐ ☐ ☐

(4) 您觉得平静吗? ☐ ☐ ☐ ☐ ☐ ☐

(5) 您精力充沛吗? ☐ ☐ ☐ ☐ ☐ ☐

(6) 您的情绪低落吗? ☐ ☐ ☐ ☐ ☐ ☐

(7) 您觉得筋疲力尽吗? ☐ ☐ ☐ ☐ ☐ ☐

(8) 您是个快乐的人吗? ☐ ☐ ☐ ☐ ☐ ☐

(9) 您感觉疲劳吗? ☐ ☐ ☐ ☐ ☐ ☐

(10) 您的健康限制了您的社交活动
     吗(如走亲访友)? ☐ ☐ ☐ ☐ ☐ ☐

总的健康情况

10. 请对下面的每一句话,选出最符合您情况的答案

	绝对 正确	大部分 正确	不能 肯定	大部分 错误	绝对 错误
(1) 我好像比别人更容易生病	☐	☐	☐	☐	☐
(2) 我跟我认识的人一样健康	☐	☐	☐	☐	☐
(3) 我认为我的健康状况在变坏	☐	☐	☐	☐	☐
(4) 我的健康状况非常好	☐	☐	☐	☐	☐

您的建议:

(黄晓敏　顾慧恩)

第十一章

腹膜透析并发症的管理

腹膜透析是 ESRD 患者的主要替代治疗方法之一。作为一种居家治疗方式,它的独特优势在于:残余肾功能减退速度较慢,对中分子溶质清除较好,血流动力学稳定,患者有更独立和自由的生活方式,劳动能力及社会回归率高。

近几十年来腹膜透析技术取得显著进步,尤其是腹膜透析液生物相容性的改善、透析连接系统的技术改进和 APD 机的应用,人们对腹膜透析技术的掌握及经验的积累,使腹膜透析质量得到了显著提高。随着腹膜透析患者人数的增加,治疗时间的延长,其并发症越来越得到人们的重视。

并发症的原因各异,与手术方式、腹膜透析导管功能、感染及患者心血管功能、营养状况及各种代谢紊乱有关。常见并发症包括:腹膜透析液引流不畅、导管移位、出口处感染、腹膜炎、电解质紊乱、容量超负荷、营养不良等。其中心血管疾病、腹膜透析相关性感染和营养不良的发生率较高,影响患者的预后。并发症的处理是否得当是腹膜透析能否顺利进行的重要环节。因此,临床的腹膜透析医护团队需要熟练掌握腹膜透析的并发症处理,早期诊断,及早干预,防治结合,持续改进技术,以提高腹膜透析患者的生存率。

第一节 ┃ 腹膜透析相关腹膜炎

腹膜透析相关腹膜炎是指患者在腹膜透析治疗过程中,由于接触污染、胃肠道炎症、导管相关感染及医源性操作等原因造成病原体侵入腹腔引起的腹腔内急性感染性炎症。腹膜透析相关腹膜炎最主要致病菌是革兰阳性球菌,特别是表皮葡萄球菌。腹膜透析相关腹膜炎是腹膜透析最常见的并发症,也是导致腹膜透析失败的常见原因之一。

一、临床诊断

腹膜透析患者具备以下 3 项中的 2 项或以上,可诊断腹膜炎。

(1)腹痛,透出液浑浊,伴或不伴发热。

(2)透出液中白细胞计数$>100\times10^6$/L,中性粒细胞比例>0.50。

(3)透出液培养有病原微生物生长。

二、临床表现

腹膜透析相关腹膜炎的临床表现取决于许多因素,如病原体的种类和致病力、透析导管感染的存在与否、腹腔局部防御功能、诊断和治疗是否及时和有效等。

(1)细菌性腹膜炎常在细菌侵入腹腔后 12~24 小时发生。

(2)透出液浑浊是最早出现、最常见的表现(发生率为 95%),甚至可于腹痛之前出现,其特点为突然出现而并不是逐渐浑浊。通常,透出液中的白细胞计数$>50\times10^6$/L 为轻度浑浊,$>100\times10^6$/L 则可见明显浑浊。

（3）腹痛也是常见症状，多为急性发作，开始为轻度、局限性。如若不及时治疗，则会逐渐加重，也可表现为轻微隐痛、腹部不适或烧灼感等。通常，表皮葡萄球菌所致腹膜炎者一般腹痛较轻；而金黄色葡萄球菌、革兰阴性杆菌感染者腹痛较重；真菌性腹膜炎患者腹痛最重。少数患者可伴有恶心、呕吐。

（4）多数患者伴有发热，少数患者有寒战。

（5）在常规腹膜透析治疗时出现突发的腹膜透析超滤量减少，应注意腹膜炎的可能。

（6）腹膜透析相关腹膜炎的症状和体征均不具有高度特异性，因此，有必要对透出液进行实验室检查以协助诊断。

三、病因

（1）腹膜炎最主要的病因是污染，常发生于腹膜透析换液时。由皮肤微生物引起的腹膜炎，如凝固酶阴性的葡萄球菌、棒杆菌属和芽孢杆菌，通常是由污染引起的，无腹痛或仅表现为轻微腹痛。对患者的培训和再培训是预防污染所致腹膜炎的关键。

（2）外口感染可导致隧道炎和腹膜炎，常见致病菌为金黄色葡萄球菌，其次为假单胞菌属和其他微生物。于外口处预防性使用庆大霉素可减少外口感染和腹膜炎的发生率。

（3）肠源性腹膜炎不常见，但症状严重，由于腹腔内脏器官病变（如胆囊炎、缺血性肠病和憩室炎等）微生物透壁迁移所致。便秘和灌肠可诱发肠源性腹膜炎。低钾血症和质子泵抑制剂可能是肠源性腹膜炎的危险因素。

（4）其他少见原因包括菌血症、妇产科相关原因及有创操作，如牙科手术和结肠镜检查等。任何可导致腹膜炎的操作，在操作之前预防性使用抗生素是合理的。另外，任何妇科和结肠镜操作之前均需引流腹腔。

（5）腹膜透析导管钛接头处脱落、腹膜透析导管破损或换药时锐器损伤腹腔外导管均可导致细菌性腹膜炎的发生。

（6）鼻咽部培养到金黄色葡萄球菌的腹膜透析患者，发生腹膜相关性感染的风险高。

四、处理及管理

（一）透出液标本的留取

（1）怀疑腹膜透析患者发生腹膜炎时，应立即留取透出液标本送检（以首袋出现浑浊的透出液最佳），进行细胞计数分类、革兰染色和微生物培养，留取过程中应规范操作，避免污染。若不能立即送检，透出液应存放于冰箱中冷藏，而已行注入标本的血培养瓶应在室温或 37℃ 保存。

（2）透出液微生物培养的常规方法是将 5～10 ml 透出液直接注入血培养瓶，该方法的阳性率＞80％。此外，对于有条件的单位，推荐使用离心后培养的方法：将 50 ml 透出液以 3 000 g 离心 15 分钟，取沉淀物加入 3～5 ml 0.9％氯化钠溶液中悬浮，再分别接种到固体培养基和标准血培养瓶中，该方法的阳性率＞95％。对于已经开始抗生素治疗的患者，抗生素清除技术可提高透出液的培养阳性率。

（3）如患者就诊时为干腹状态，则需注入至少 1 L 腹膜透析液，留腹 1～2 小时后再引流，留取标本送检。

留取方法详见第二篇第八章第六节。

（二）腹腔冲洗

（1）腹膜透析患者发生腹膜炎，应先留取透出液标本后再行腹腔冲洗，不仅能减少炎症对腹膜的刺激，减轻腹痛症状，而且能最大限度地清除腹腔内的炎性物质，提高抗生素的有效性。

（2）腹腔冲洗原则上应冲洗至透出液转清，如果感染严重，为避免冲洗过程中蛋白质的流失,以 2～3 次为宜。

(三) 治疗

一旦腹膜透析相关腹膜炎诊断明确,应立即开始抗感染治疗,包括经验治疗和后续治疗。

1. 经验治疗

(1) 抗生素的选择

1) 腹膜透析相关腹膜炎经验治疗所选择的抗生素应覆盖革兰阳性菌和革兰阴性菌,并根据本地区常见的致病菌谱和药敏情况,结合患者既往腹膜炎病史选择药物。

2) 针对革兰阳性菌可选用第 1 代头孢菌素或者万古霉素。

3) 针对革兰阴性菌可选用氨基糖苷类或者第 3 代头孢菌素类抗生素。

(2) 用药途径、用药方式及注意事项

1) 腹膜炎时推荐腹腔内使用抗生素,可采用连续给药(每次腹膜透析液交换时均加药)或者间歇给药(每天或每间隔若干天仅在 1 次腹膜透析液交换时给药)的方式。对于使用第 1 代头孢菌素的患者,建议采用连续给药的方式。腹膜炎患者在应用氨基糖苷类抗生素或万古霉素时,建议采用间歇给药的方式。间歇给药时,加入抗生素的腹膜透析液至少应留腹 6 小时。

2) 头孢菌素、万古霉素和氨基糖苷类抗生素可加入到同一袋腹膜透析液中。而氨基糖苷类与青霉素类抗生素则存在配伍禁忌。

3) 在同一袋腹膜透析液中加入 2 种抗生素时,应分别使用不同的注射器加入药物。加药前应彻底消毒加药口,以避免接触污染。

4) 为避免重复、遗漏加药或者加药剂量不准确,各腹膜透析中心可根据自身情况制订完善的加药流程及方法,以达到最佳治疗效果,最大限度地避免因此而导致其他并发症的发生。

5) 透出液浑浊程度较重时,可在腹膜透析液中加入肝素(500 u/L),以避免纤维蛋白凝结,阻塞腹膜透析导管。已知存在配伍禁忌的抗生素和肝素不得加入同一袋腹膜透析液中。

6)通常,腹膜炎症状在治疗开始后 48 小时内得到明显改善,治疗过程中应及时复查透出液细胞分类计数。临床症状及透出液细胞分类计数改善不明显的患者,应及时获取微生物培养及药敏试验结果,并调整治疗方案。必要时可重复培养,有条件的单位,可利用抗生素清除技术提高抗感染治疗后的培养阳性率。

2. 后续治疗 在获得透出液微生物培养和药敏试验结果后,应立即根据结果调整抗生素的使用。抗感染疗程至少需要 2 周,重症或特殊感染需要 3 周甚至更长时间。

(四)后续追踪及患者管理

(1)腹膜透析患者发生腹膜炎后,护士应做好交接班工作,以免遗漏后续的治疗。腹膜透析中心的医护人员应及时跟踪,及时获取微生物培养及药敏试验结果,调整抗生素的治疗方案。

(2)腹膜透析中心的医护人员应询问发生腹膜透析相关腹膜炎的患者可能导致腹膜炎的原因,如不洁饮食、腹泻、便秘、胆囊炎史等,并对患者进行操作考核(尤其是微生物培养结果是革兰阳性菌的患者),及时发现问题并进行再培训。有条件的腹膜透析中心可开展家访工作,进一步了解情况以发现患者家中存在的感染隐患。

(3)腹膜炎的预防重于治疗,腹膜透析中心应高度重视患者的培训及再教育,加强腹膜炎患者的培训,以及所有患者的常规再培训,按标准操作流程进行腹膜透析换液操作及出口处的护理。定期对本中心的腹膜透析患者进行腹膜透析相关理论及操作考核,及时发现问题,避免腹膜透析相关性腹膜炎的发生。国际腹膜透析学会(International Society for Peritoneal Dialysis,ISPD)2017 版《关于腹膜透析导管相关性感染的更新》中提到:建议在腹膜透析置管前筛查腹膜透析患者鼻腔是否有金黄色葡萄球菌,如果有,建议患者鼻腔外用莫匹罗星治疗。

（五）资料的登记管理和持续改进

（1）腹膜透析中心应该重视每一次腹膜炎的发生，积极寻找原因，并制订预防措施。

（2）对本中心患者发生腹膜透析相关性腹膜炎的过程进行详细记录，内容包括：发生的时间、症状、可能原因、微生物培养及药敏试验结果、治疗经过及转归等。腹膜透析患者的档案可以为纸质的文本档案，有条件的中心可以开展电子档案记录，以便于后续的统计工作。

（3）每月开展腹膜透析例会，参加人员主要有主管腹膜透析的医师及腹膜透析护士，回顾当月本中心患者发生腹膜透析相关腹膜炎的人次数，分析原因并制订再培训的重点内容，提高教育的效果。对于集中存在的问题，可组织肾友会，进行群体培训及再教育。

（4）腹膜透析中心应每年统计并分析本中心腹膜透析相关性腹膜炎的发生率、主要原因、微生物培养结果及转归情况，制订相应的改进措施，提高腹膜透析的质量。

第二节 | 导管相关并发症

据中国血液净化病例信息登记系统（Chinese National Renal Data System，CNRDS）数据，截止 2016 年底，我国已有腹膜透析患者 7.2 万余人，对于已经或即将加入腹膜透析行列作为肾脏替代治疗的患者群体而言，腹膜透析导管不亚于"生命线"。导管不同的切值数（cuff）量，不同的皮下隧道段及腹腔内段形状，植入方式等因素均可影响导管功能，进而决定导管存活甚至患者临床结局。腹膜透析导管相关并发症也是导致治疗失败的主要原因之一。有文献报道，长期腹膜透析治疗患者腹膜透析导管技术失败高达 35％，其中

20%的腹膜透析患者永久转为血液透析,另一部分患者需要临时血液透析过渡。因此,临床医护人员应熟悉并掌握各种导管相关并发症的临床表现和处理方法,早发现、早治疗,并对高危患者采取有效预防措施,以减少各种并发症发生,提高腹膜透析患者的远期预后。

导管相关并发症分为机械并发症(如导管移位、导管阻塞、透析液渗漏、疝、内脏损伤、出血等)和感染相关并发症(如出口处和隧道感染)。

一、机械并发症

(一)导管移位

导管移位是指腹膜透析导管的腹腔段漂移出真骨盆,俗称漂管,多发生在术后 2 周内。

1. 原因

(1)与手术相关:腹膜透析导管置入位置不当(导管末端未置于膀胱直肠窝或子宫直肠窝),腹膜透析导管引出时皮下隧道方向不对。

(2)便秘、腹泻、低钾时,腹膜透析管受肠蠕动异常影响及腹内压增高。

(3)伤口愈合前,腹膜透析管尚未妥善固定,反复牵拉腹膜透析导管。

2. 临床表现 腹膜透析液单向引流障碍(进液通畅,出液障碍),腹膜透析超滤量明显下降,透析液引流量减少、速度减慢或停止,因此患者可出现全身水肿等容量超负荷表现。

3. 诊断 腹部立位 X 线平片可明确诊断。

4. 治疗

(1)服用泻药或灌肠以促进肠蠕动。

（2）使用高浓度（4.25%）的腹膜透析液留腹 2～4 小时。

（3）适度增加活动。可以多做蹲起动作,并且患者应尽量避免平卧床上跷腿。行动方便者可在家属陪伴做"下楼梯"运动。如老年患者体质较弱行动不便,可手扶着床头连续踮脚下蹲,以纠正腹膜透析导管移位。运动时应妥善固定好腹膜透析导管,避免牵拉或扭曲。

（4）在 X 线引导下复位或进行腹部按摩,手法由轻到重,通过按、压、振、揉等手法使腹膜透析导管复位。

（5）若以上措施无效,则需手术重新置管或在腹腔镜下行腹膜透析导管拔管术。

（6）如不影响引流,患者一般情况可,则可以继续观察。

5. 预防

（1）术前排空膀胱。

（2）选择合适的导管及恰当的导管置入位置。

（3）术中置管时应避开网膜,并将导管末端置于盆腔处,注意导管引出时皮下隧道的方向。

（4）保持排便通畅,适当多食蔬菜或含纤维素多的食物,排便困难者可遵医嘱服用通便药物。

（5）避免电解质紊乱导致的肠蠕动异常。

（6）保持适度活动。

（7）防止引起腹内压增高的因素,如剧烈咳嗽、用力排便、长时间做下蹲或半蹲动作。

（8）避免反复牵拉腹膜透析导管。

（二）导管阻塞

1. 原因

（1）导管内侧或侧孔堵塞:如血凝块、纤维蛋白凝块、脂肪球等堵塞。

（2）腹腔内因素:如网膜或肠系膜包裹、腹腔粘连、导管扭曲、脏器挤压。

2. 临床表现 腹膜透析单向或双向引流障碍,总出液量减少、减慢或停止,可伴有或不伴有腹痛。

3. 诊断 在明确腹膜透析导管位置正常情况下,观察腹膜透析管引流速度、方向、有无疼痛,必要时,可行腹腔造影。

4. 治疗

(1) 由血凝块或纤维蛋白凝块造成的阻塞,可采用 0.9% 氯化钠溶液加压冲洗导管,0.9% 氯化钠溶液 $50 \sim 60$ ml 加压、快速推注腹膜透析管内;肝素、尿激酶溶解血凝块或纤维蛋白凝块,尿激酶 1 万 u 加入 0.9% 氯化钠溶液推入腹膜透析管内留腹。

(2) 如明确网膜包裹时,可行腹腔镜下网膜悬吊术或部分网膜切除术。

(三) 透析液渗漏

透析液渗漏是腹膜透析常见导管相关并发症。据国外文献报道,在行正中切口置管的患者中,可有 $7\% \sim 29\%$ 发生早期腹膜透析液渗漏,而行经旁正中切口患者中仅占 6.5%,通常与术者的操作熟练程度和缝扎腹膜荷包的技巧有关。发生腹膜透析液渗漏的危险因素包括:肥胖、糖尿病、多次腹部手术史、多产妇、年龄 $>$ 60 岁、长期使用激素、腹壁疝、置管后立即进行透析及初始透析时透析液容量过大等,再加上透析过程中腹内压不断增高,继而导致透析液渗漏。

1. 管周渗漏

(1) 原因:一般置管术后 30 天内发生,与手术方式及初始治疗方式密切相关。

(2) 临床表现:液体从管周渗出,腹膜透析液放入时尤为明显。

(3) 诊断:①常发生在导管置入手术后。②渗出液生化检查,葡萄糖浓度明显高于血糖浓度。

(4) 治疗:①引流出腹膜透析液,停止腹膜透析 $24 \sim 48$ 小时,腹腔放空腹膜透析液时间越长,渗漏治愈率越高。②避免在渗漏的出口进行结扎,以免液体进入周围皮下组织。③如患者病情需要可暂时行血液透析过渡。④经长时间休息,大多数渗漏可治愈,如仍有渗漏,可考虑重新置管或更换透析方式。

（5）预防：①手术时荷包结扎应紧密,可采用双重结扎,并避免损伤腹膜透析导管。②置管后应休息1～2周后开始腹膜透析治疗,如患者病情需要可采用小剂量半卧位腹膜透析。

2. 腹壁渗漏

（1）原因：腹壁存在先天或后天缺陷,手术时荷包结扎不紧密,术后有导致腹内压增高的因素。

（2）临床表现：①腹膜透析液引出量减少伴体重增加。②腹壁局限性隆起或皮下水肿,站立时可发现腹壁不对称,但如患者本身腹壁突出、松弛,则不宜发现。③腹膜透析液的引流量低于灌注量,常被误诊为超滤衰竭。应区别于导管移位或超滤衰竭。

（3）诊断：腹部 CT 和(或)MRI 检查有助于明确渗漏部位。

（4）治疗：①腹膜透析时减少腹膜透析液的容量,或小剂量透析。②根据患者病情,可暂时行血液透析过渡。③必要时行外科修补术。

（5）预防：①手术时荷包结扎紧密。②置管后应休息1～2周后开始腹膜透析治疗,如患者病情需要可小剂量半卧位透析。③避免增加腹内压的动作,如咳嗽、屏气、下蹲、负重动作、剧烈运动等。④减少大容量腹膜透析液留置腹腔,除非病情必需。

3. 胸膜渗漏

（1）原因：腹腔内膈肌缺损、腹壁薄弱、腹腔内压力增高,而导致腹膜透析液从胸膜渗漏。

（2）临床表现：①患者引流减少,如患者发生胸膜渗漏可同时伴胸闷、气急、气喘。②对高龄腹膜透析患者要区别超滤衰竭。

（3）诊断：可行胸腔穿刺术,引流液葡萄糖浓度明显高于血糖即可确诊。

（4）治疗：①如确诊胸膜渗漏,则应暂停腹膜透析治疗,必要时行胸腔穿刺术,有条件者可行胸膜粘连术。②如治疗无效,则需考虑更改肾脏替代治疗方式,如血液透析或肾移植。

(5)预防:①避免可导致腹内压增高的动作,如剧烈咳嗽、运动、屏气等。②体型较小患者,应避免大剂量腹膜透析治疗,从小剂量(500~1 000 ml)开始,逐步增加留腹量。

4.后腹膜渗漏

(1)原因:①腹膜存在先天或后天的缺陷。②手术时损伤后腹膜。③腹腔压力增高。

(2)临床表现:不明原因的超滤量减少。

(3)诊断:行后腹膜 MRI 检查可明确诊断。

(4)治疗:如残肾功能较好,可暂停腹膜透析 3~4 周,期间严格监测肾功能及电解质。如需透析,一般血液透析过渡 4~8 周后恢复腹膜透析治疗;或行小剂量 IPD 治疗 4~8 周后,逐步恢复 CAPD 治疗。

(5)预防:①手术中避免损伤腹膜。②减少大容量腹膜透析液留置腹腔,除非病情必需。

5.外生殖器水肿　腹膜透析液通过缺损的腹壁,导致外生殖器水肿,常见包皮和阴囊水肿、会阴水肿。

(1)临床表现:腹膜透析液注入腹腔后外生殖器水肿明显,可伴疼痛。

(2)诊断:CT 检查可明确渗漏部位。

(3)治疗:①建议暂停腹膜透析 2~4 周。②如患者病情允许,可考虑小剂量持续循环腹膜透析(CCPD)治疗或血液透析过渡。③必要时行外科修补术。

6.渗漏的管理　①建立慢性肾功能不全患者的随访体系,计划置管,适时治疗,避免紧急透析,以利于手术伤口的充分愈合。②加强患者教育,指导患者避免弯腰、剧烈咳嗽、运动、屏气、下蹲等增加腹内压的行为。③指导患者早期识别渗漏的方法,如有超滤量减少,及时联系透析中心,做进一步检查。④完善资料登记,及时记录渗漏发生的时间、处理及预后等。

（四）疝

各种原因导致的腹壁薄弱、手术时选择切口不妥、腹直肌前鞘缝合不紧密、腹内压增高、患者营养差、切口愈合不良等均可导致疝的发生。多见于老年人及肥胖多产妇女。发生率 2%～15%。

1. 临床表现

（1）腹壁局部膨隆,特别是当腹膜透析液灌入后患者站立时或咳嗽时（腹内压增加）更明显,平卧或空腹时膨隆消失。

（2）如无嵌顿,一般可回纳。

（3）常见于腹股沟疝、脐疝、斜疝及管周疝。

2. 诊断

（1）超声检查可鉴别脓肿、水肿、管周疝等疝块。

（2）必要时 CT 检查可明确定位。

3. 治疗

（1）一般需要外科行修补术。

（2）如患者发生疝嵌顿时,则需要紧急手术,以免组织坏死。

（3）外科手术后,根据患者病情可暂停腹膜透析 2～4 周,期间定期监测患者电解质、肾功能,或行血液透析过渡。

（4）有条件者,根据患者病情行 APD 治疗,或小剂量 CAPD 或 IPD 逐步递增留腹容量。

（5）如患者无法行手术治疗,则建议使用疝托并减少活动,继续观察。

（五）内脏损伤

腹膜透析导管相关内脏损伤并发症并不常见,主要为肠穿孔和膀胱穿孔。

1. 原因

（1）肠穿孔:置管时用套管针盲插导管、腹腔粘连、行置管术的同时进行其他操作,如置管过程中闻及粪臭味,应考虑肠穿孔;延迟肠穿孔的高危因素为暂停腹膜透析治疗时间超过 1 个月而未定期进行灌液、肠道憩室炎、系统性淀粉样变性累及肠道、腹膜炎等。

（2）膀胱穿孔：发生率较低，主要原因为置管者技术不过硬、患者置管术前没有排空膀胱或患者为神经源性膀胱，糖尿病腹膜透析患者往往合并神经病变，尿潴留较多见。一般术中难以诊断，在术后进行透析液交换时出现下腹部不适，尿路刺激征或灌入腹膜透析液后患者马上需要排尿，可高度怀疑膀胱穿孔。

2. 预防

（1）置管医师需熟练掌握置管技术，避免因技术不过硬导致的穿孔。

（2）暂停腹膜透析治疗时间＞1 个月的患者需定期行腹膜透析冲管，防止导管与腹腔组织粘连而导致穿孔。

（3）置管术前排空膀胱可预防膀胱穿孔，如患者为神经源性膀胱或下尿路梗阻导致尿潴留，则应在术前留置导尿管；对于高危患者，则应在术前常规行膀胱检查。

（六）出血

开放手术时出血性并发症发生率为 1%～23%，出血较多的发生率为 2%左右。凝血功能障碍、术前使用抗凝药是尿毒症患者手术置管时出现出血性并发症的高危因素。

1. 原因

（1）置管术后出现，多见于出口处、切口或腹腔内，与手术过程中止血不彻底，或尿毒症的出血倾向有关。

（2）规律腹膜透析时出现，原因有：①女性月经、排卵或卵巢囊肿破裂所致；②创伤；③凝血功能障碍；④腹腔器质性病变、肿瘤；⑤包裹性腹膜硬化等。

2. 治疗

（1）女性经期患者，常为自限性；若非在月经期出现的血性腹膜透析液，可能是排卵或卵巢囊肿破裂所致，会自行好转。

（2）术前评估患者凝血功能和用药情况（特别是抗凝剂的使用），术中充分止血，避免损伤腹壁血管，术后出现血性腹膜透析液应小剂量多次冲洗腹腔。

（3）若出现血性腹膜透析液，应在腹膜透析液中加入肝素 10 mg 以预防血凝块堵塞导管。

（4）排除患者有无腹腔器质性病变导致的腹腔出血。

二、感染相关并发症

（一）分类

1. 出口处感染

（1）临床表现：出口处出现脓性分泌物，伴有或不伴有导管周围皮肤红斑。

（2）诊断：出口处感染是通过脓性分泌物诊断的，无论导管与皮肤相接处有无皮肤红斑，出口外观正常，但细菌培养阳性，表明是定植而不是感染。临床上也可使用出口处评分标准以客观评价（见表8-1）。

2. 隧道感染

（1）临床表现：早期症状较为隐匿，可仅有低热，表现为沿隧道走向有压痛，周围组织肿胀硬结，隧道周围皮肤有灼热感。一旦脓肿形成，患处触之有波动感，可伴高热和全身中毒症状，常合并腹膜炎。

（2）诊断：经超声检查发现沿导管隧道周围有积液表现。

（二）危险因素

1. 管周渗漏　腹膜透析液渗漏可导致皮肤隧道口及隧道愈合延迟，不利于组织的修复，为细菌入侵提供机会。

2. 机械因素　机械的压力、导管的经常牵拉可减慢皮肤隧道口和隧道的愈合过程。

3. 微生物入侵　　保持皮肤隧道口及隧道的无菌性对早期愈合很重要。有研究发现,如果患者鼻部携带有金黄色葡萄球菌,皮肤隧道口的感染机会随之增加。这一发现越来越受到重视。欧洲 7 所医院的多中心研究表明:70％的糖尿病患者和 30％的非糖尿病患者为鼻部金黄色葡萄球菌携带者,这些患者的皮肤隧道口及隧道感染的机会为无金黄色葡萄球菌携带者的 43 倍。

(三) 预防及护理

(1)《国际腹膜透析学会指南》推荐,腹膜透析培训应由具有相应资质和经验的护士来进行。所以对于新入腹膜透析患者应由具有资质和经验的护士对其进行培训,按照标准操作流程要求进行出口处护理。

(2) 妥善固定导管,避免过多牵拉导管。

(3) 指导患者使用聚维酮碘、氯己定(洗必泰)作为出口处预防导管相关性感染的常规消毒剂。

(4) 根据 2017 版《国际腹膜透析学会指南》要求,建议导管出口处每天涂抹莫匹罗星软膏或乳膏,可以预防金黄色葡萄球菌引起的出口处感染。

(5) 建议导管出口处每周至少清洁 2 次,在洗澡后要及时清洁出口处。

(6) 皮肤隧道口处不洁或潮湿时,应及时更换敷料,保持导管出口处的清洁干燥。

(7) 不要强行去除导管出口处的痂皮,防止创伤发生。

(8) 在做任何腹膜透析操作时,应确保周围环境整洁、已消毒。操作前应洗手、戴口罩。

(9) 患者随访时,建议每 1～3 个月定期检查导管出口处,做到早发现、早干预。

(10) 在腹膜透析置管前筛查患者是否为鼻腔金黄色葡萄球菌携带者,如果是,建议患者鼻腔外用莫匹罗星软膏。

（11）《2016 年中国腹膜透析置管指南》建议,腹膜透析置管术前 0.5～1 小时需预防性使用抗生素,可选择第 1 代或 2 代头孢菌素 1～2 g。

（四）处理

1. 局部处理　可用 0.9％氯化钠溶液清洗伤口,去除分泌物和痂皮,用聚维酮碘对导管口及周围皮肤消毒。可用莫匹罗星软膏换药,或庆大霉素湿敷,每天 1 次,并观察导管出口处感染恢复情况。

2. 全身用药　根据感染分泌物做细菌培养,选用敏感药物,必要时静脉用药。

3. 拔管　经上述处理 2 周左右,临床表现无明显改善并继续恶化者,应考虑拔管。

（1）对于难治性出口处感染和隧道炎而无腹膜炎者,可以在使用抗生素治疗下,拔管同时选择新的出口位置重新置管。难治性感染定义为合适的抗生素治疗 5 天后,临床症状无改善,透出液中白细胞仍 $>100 \times 10^6/L$。

（2）出口处感染导致的腹膜炎,应考虑拔管。

（3）出口处感染导致的腹膜炎拔管者,重新置管应在拔管和腹膜炎症状完全缓解后 2 周进行。

第三节 ┃ 心血管系统并发症

心血管疾病是慢性肾脏病最常见的并发症,是慢性肾病患者的主要死亡原因,而透析患者的死亡原因中 50％与心血管疾病有关。其中主要为动脉血管疾病(动脉粥样硬化)和心肌疾病(左心室肥厚、左心室扩张)。

一、危险因素

1. 一般人群心血管疾病危险因素　包括：老年、男性、高血压、糖尿病、吸烟、血脂代谢紊乱、女性绝经期、活动减少、有慢性肾病家族史等。

2. 尿毒症患者疾病本身的危险因素　贫血、高半胱氨酸血症、继发性甲状旁腺功能亢进、低白蛋白血症、慢性炎症及透析治疗本身等在心血管疾病发病中起关键性作用。

二、临床表现及诊断

（一）临床表现

慢性肾脏病患者心血管疾病包括心肌梗死、心包炎、心肌病、动脉粥样硬化性心脏病、心律失常、瓣膜性心脏病、充血性心力衰竭、脑血管病和外周动脉疾病等。尿毒症和与透析相关的一些因素可导致心血管疾病，尤其是冠状动脉疾病。腹膜透析患者冠状动脉疾病的临床表现多样，与患者年龄、基础疾病和伴发疾病及透析充分性等有关。冠状动脉疾病典型表现为劳力性心绞痛，或在寒冷刺激、情绪激动或餐后诱发。心肌梗死是冠状动脉疾病的严重情况，典型者可出现胸前区持续性疼痛、心电图改变和血心肌酶学出现特征性改变，严重者可出现血流动力学变化。

（二）诊断与评估

1. 诊断与监测　部分患者可出现无症状性心肌缺血，因而对于腹膜透析患者应注意进行监测。透析前，所有患者无论有无临床症状，均应评估心血管疾病的危险因素。如存在冠状动脉疾病，病情较轻者每 12 个月评估 1 次，病情较重者应每 3 个月评估 1 次。

2. 评估方法

（1）心电图检查：对于腹膜透析患者，心电图检查对心血管疾病诊断具有重要意义，可准确判断心律失常、心肌缺血和心肌梗死。

（2）心脏超声检查：冠状动脉疾病患者在进行心脏超声和多普勒检查时可见多种异常。透析患者冠状动脉疾病最常见表现为左室壁局部运动异常和左心室壁瘤（伴或不伴附壁血栓）。

（3）血管钙化评估：1996 年，Braun 等采用电子束 CT（electron beam CT，EBCT）扫描评估冠状动脉钙化情况，发现透析患者与一般人群比较，冠状动脉钙化盖斯顿积分较高。目前，腰椎侧位片检查是筛查血管钙化的一种价廉而有效的方法，经胸壁超声心动图检查可发现心脏瓣膜钙化。EBCT 和多层螺旋 CT 扫描是血管钙化定量评估的"金标准"。

（4）冠状动脉血管造影：是诊断冠状动脉疾病最有价值的方法。注意造影前的水化，可降低残余肾功能损害的风险。

（5）生化指标

1）肌钙蛋白 I 和肌钙蛋白 T：是诊断急性心肌梗死的"金标准"。如怀疑患者心肌梗死，应动态监测血清肌钙蛋白的改变，如血清肌钙蛋白水平进行性升高再结合心电图改变可诊断心肌梗死。此外，心肌肌钙蛋白 T（cardiac troponin T，cTnT）是腹膜透析患者全因死亡、心血管死亡、非心血管死亡和致死性与非致死性心血管事件的独立预报因子，且与血清 cTnT 呈正相关，而心肌肌钙蛋白 I（cTnI）和肌酸激酶同工酶 MB（CK - MB）则是非腹膜透析患者全因死亡的预报因子。

2）脑钠肽（brain natriuretic peptide，BNP）：研究证实，血浆 BNP 和氨基末端脑钠肽前体（NT - pro - BNP）为肾脏病患者死亡和心脏原因住院的强预报因子。CREED 研究推荐 ESRD 患者常规检测 BNP 和 NT - pro - BNP，以排除左心室功能减退和推测患者是否有左心室肥厚。

三、预防和管理

尿毒症腹膜透析患者如患心血管疾病则对预后有显著不良影响。患者更容易发生心血管并发症,如高血压、缺血性心肌病、心律失常、充血性心力衰竭、猝死等。首先,残余肾功能下降与心血管死亡增加相关,也是诱发心血管疾病的关键危险因素之一。其次,公认的腹膜透析液主要以葡萄糖为基液,也可能对腹膜透析患者产生显著的负面代谢效应。再次,容量控制是预测慢性腹膜透析患者预后的重要指标,钠离子和水分的清除是腹膜透析患者心血管管理的重要部分。

(1)推荐腹膜透析患者至少每半年监测 1 次残余肾功能和尿量。

(2)患者应从低浓度腹膜透析液开始透析,能更好地保护残余肾功能。

(3)维持正常的循环容量是控制高血压的关键,应监测腹膜透析患者的容量负荷,维持理想的干体重。根据《2005 年透析患者心血管疾病临床实践指南》,患者血压应控制在 130/80 mmHg 以下。推荐每次随访时常规评估容量负荷和临床指征,如有无血压逐步升高、水肿、尿量及超滤量减少、体重增加,平卧时气喘、气急等情况发生。

(4)鉴于腹膜转运特性的改变可能会影响患者超滤不佳,建议每 6 个月做 1 次腹膜透析平衡试验(PET)。

(5)糖尿病肾病患者应有效控制血糖,尽量减少腹膜透析液中葡萄糖量,使用血管紧张素转换酶抑制剂(ACEI)或血管紧张素受体阻断剂(ARB)和抗氧化剂有助于保护腹膜功能。

(6)根据《中国腹膜透析操作规程》,应每 3～6 个月监测患者的血常规、肝肾功能、电解质、血脂、血糖、糖化血红蛋白、胰岛素、铁代谢全套、心肌标志物、心肌酶谱等。

四、患者教育

1. 定时监测并控制血压　高血压是腹膜透析患者左心室肥大、舒张功能障碍和充血性心力衰竭的危险因素,建议患者在家中养成定时测量血压的习惯,记录服药前后的血压,并在季节变化或血压波动时及时就诊。

2. 体重　患者的目标体重(或干体重)为体内无水钠潴留时的体重,此时患者身心愉悦,无明显不适感。通过确立目标体重,每天监测体重的变化,也可评估其容量变化。

3. 饮食　建议低盐低脂饮食,推荐所有腹膜透析患者盐控制量在 3～4 g/d,当患者丧失残余肾功能时,更应该严格控制盐的摄入量,除患者出现容量不足或低血压时。

4. 纠正水负荷过多并保持容量平衡　腹膜透析患者一旦容量超负荷,就会引起血压升高,平时自我观察尿量、超滤量、血压、体重等。一旦有问题,及时与腹膜透析中心联系或急诊就医。

5. 合理药物治疗　遵医嘱按时定量服用降压、利尿、降脂等药物,控制钙磷水平。

(1) 降压药可以降低血压,减轻心脏负荷。遵从医嘱服药,不擅自换药或停药,服药前后建议定时测量血压,监测降压效果。

(2) 利尿剂能排出体内过多的水分,消除或减轻水肿,还可降压。尿量和体重应准确记录,以判断利尿效果。因为水分的排出使血液浓缩及排钾增加,会导致低血钾、高血脂、高血糖,需定期复查血电解质、血糖及血脂等相关指标。

(3) 降血脂药物睡前服用一次优于一天 3 次服用,可发挥药物在夜间控制游离脂肪酸的作用。高脂血症患者慎用维生素 E。许多降血脂药易形成胆结石。降胆固醇药物可能损伤肝和肌肉,需要定期随访肝功能和肌酸激酶,一旦发生不良反应,及时遵医嘱停药。

6. 戒烟限酒　停止吸卷烟及其他形式烟草。

7. 合理进行体力活动　推荐腹膜透析患者适度增加活动,从事与心脏健康及耐受程度一致的体力活动。

(1) 心功能分级

Ⅰ级:患者患有心脏病但体力活动不受限制。平时一般活动不引起疲乏、心悸、呼吸困难、心绞痛等症状。

Ⅱ级:体力活动轻度受限。休息时无自觉症状,但平时一般的活动可出现上述症状,休息后很快缓解。

Ⅲ级:体力活动明显受限。休息时无症状,轻于平时一般的活动即可出现上述症状,休息较长时间后症状方可缓解。

Ⅳ级:不能从事任何体力活动。休息时亦有心力衰竭的症状,体力活动后加重。

(2) 活动指导:根据患者心功能分级确定活动量,并告知患者休息可减轻心脏负荷,利于心功能的恢复。督促患者坚持动静结合,逐步增加活动量。

Ⅰ级:不限制一般的体力活动,积极参加体育锻炼,但必须避免剧烈运动和重体力劳动。

Ⅱ级:适当限制体力活动,增加午睡时间,强调午后多休息,不影响轻体力工作和家务劳动。

Ⅲ级:严格限制一般的体力活动,每天有充足的休息时间,但日常生活可以自理或在他人协助下自理。

Ⅳ级:绝对卧床休息,取合适体位,生活由他人照顾。可在床上做肢体被动运动,轻微的屈伸运动及翻身,逐步过渡到坐床边或下床活动。鼓励患者不要延长卧床时间,当病情好转后,应尽早做适量的活动,因为长期卧床易导致静脉血栓形成、肺栓塞、便秘、虚弱、直立性低血压的发生。

8. 预防心肌梗死的发生或再发生　患者应合理饮食(低脂肪、低胆固醇饮食),戒烟、限酒,适度运动和心理平衡。遵医嘱服用抗血小板药物(如阿司匹林)、降血脂药及血管紧张素转化酶抑制剂(angiotensin converting enzyme inhibitors,ACEI),控制高血压及糖

尿病等危险因素,定期复查。日常生活须注意如下几点:

(1) 避免过度劳累,特别是避免搬抬重物。在老年冠心病患者可能诱发心肌梗死。

(2) 放松精神,保持心情愉悦。

(3) 避免饱餐后或饥饿的情况下洗澡。水温与体温相当,洗澡时间不宜过长,冠心病程度较严重的患者洗澡时,应在他人帮助下进行。

(4) 气候变化时要当心,在严寒或强冷空气影响下,冠状动脉可发生痉挛而诱发急性心肌梗死。因此,遇气候恶劣时,冠心病患者要注意保暖或适当防护。

(5) 要懂得和识别心肌梗死的先兆症状并给予及时处理。约70%心肌梗死患者有先兆症状,主要表现为:①既往无心绞痛的患者突然发生心绞痛,或原有心绞痛的患者发作突然明显加重,或无诱因自发发作;②心绞痛性质较以往发生改变、时间延长,服用硝酸甘油不易缓解;③疼痛伴有恶心、呕吐、大汗或明显心动过缓或过速;④心绞痛发作时伴气短、呼吸困难;⑤冠心病患者或老年人突然出现不明原因的心律失常、心力衰竭、休克或晕厥等情况时都应想到心肌梗死的可能性。

上述症状一旦发生,首先应平卧,保持安静,避免精神过度紧张。舌下含服硝酸甘油,若不缓解,5 分钟后可再含服 1 片。心绞痛缓解后去医院就诊。若胸痛 20 分钟不缓解或严重胸痛伴恶心、呕吐、呼吸困难、晕厥,应呼叫救护车送往医院。

9. 预防脑卒中

脑卒中(cerebral stroke)又称中风、脑血管意外(cerebral vascular accident,CVA),是一种急性脑血管疾病,是由于脑部血管突然破裂或因血管阻塞导致血液不能流入大脑而引起脑组织损伤的一组疾病,包括缺血性卒中和出血性卒中。

(1) 常见预兆:研究发现,脑卒中常见预兆依次为:①头晕,特别是突然感到眩晕。②肢体麻木,突然感到一侧面部或手脚麻木,有的为舌麻、唇麻。③暂时性吐字不清或讲话不灵。④肢体无力或活动不灵。⑤较以往不同的头痛。⑥不明原因突然跌倒或晕倒。⑦短暂意识丧失或个性和智力的突然变化。⑧全身明显乏力,肢体软弱无力。⑨恶心、呕吐或血压波动。⑩整天昏昏欲睡,处于嗜睡状态。⑪一侧或某一侧肢体不自主抽搐。⑫双眼突发黑矇。

(2)症状:脑卒中的典型症状仅为头痛、呕吐,很容易与其他疾病混淆,可以通过"FAST"判断。

F 即 face(脸),请患者微笑,看患者嘴歪不歪。脑卒中患者的脸部会出现不对称,患者也无法正常露出微笑。

A 即 arm(胳膊),要求患者举起双手,看患者是否有肢体麻木、无力现象。

S 即 speech(言语),请患者重复说一句话,看是否有言语表达困难或者口齿不清。

T 即 time(时间),明确记下发病时间,立即送医。

(3)预防:高血压是脑卒中的重要可控危险因素,因此,降压治疗对预防卒中发作和复发尤为重要。应加强脑卒中患者的危险因素及先兆症状的教育,预防和治疗脑卒中。

(4)定期随访:随访检查颈动脉 B 超(建议每半年 1 次)、心脏超声检查(建议每半年 1 次)、冠状动脉钙化积分(建议每年 1 次)等。

| 第四节 | 矿物质和骨代谢紊乱

2009 年在《国际肾脏病杂志》上发表的《改善全球肾脏病预后组织临床实践指南》中指出,慢性肾脏病-矿物质和骨代谢紊乱(chronic kidney disease-mineral and bone disorder,CKD-MBD)是指慢性肾脏病引起的矿物质和骨代谢异常综合征。临床上,出现以下 1 项或多项表现:①钙、磷、甲状旁腺激素(parathyroid hormone,PTH)或维生素 D 代谢异常;②骨转化、矿化、骨量、骨线性生长或骨强度异常；③血管或其他软组织钙化。据报道,CKD-MBD 在 CAPD 患者中发病率高达 $56\%\sim61\%$,随着腹膜透析时间的延长,发病率也随之升高。由于 CKD-MBD 可严重影响腹膜透析患者的生活质量,因而引起临床广泛关注。正确评估和治疗腹膜透析患者 CKD-MBD 对于改善腹膜透析患者的生活质量和长期预后十分重要。

一、病因和发病机制

慢性肾脏病(CKD)时随肾小球滤过率下降,矿物质代谢紊乱进行性恶化,尿磷排泄减少,血磷升高,同时肾脏合成 $1,25(OH)_2D_3$ 减少,使肠吸收钙能力下降而产生低钙血症,刺激甲状旁腺增生,形成继发性甲状旁腺功能亢进;PTH 的溶骨作用又导致高钙血症和高磷血症。此外,慢性肾衰竭患者代谢性酸中毒、高钙透析液的使用等多方面因素的影响,使骨骼和软组织出现病理改变。

二、临床表现

CKD 患者由于钙磷代谢异常,继而出现骨代谢异常,从而导致骨的质和量出现改变,临床上可出现肾性骨病的一系列临床表现,如骨折(包括影像学检查发现的脊椎无痛性骨折)、骨痛、儿童期生长发育迟缓等。此外,部分患者还可出现骨外病理性钙化的相关表现。

(一) 骨骼表现

1. 骨折 CKD 患者骨质和骨量异常导致骨脆性增加,部分患者易发生骨折。一般透析人群骨折的发生率为 $10\%\sim40\%$,50 岁以上透析患者骨折发生率可高达 50%。老年、女性、糖尿病以及肾上腺糖皮质激素的使用为骨折发生的高危因素。

2. 骨痛 骨痛是肾性骨病的突出表现,常见于纤维性骨炎或骨软化症。骨痛一般为全身性，以下背部、臀部、小腿或膝部显著，运动或受压时明显加重。关节周围钙化和小骨折也会引起关节疼痛。肋骨疼痛可能是肋骨骨折的首发症状。下背部疼痛可能由于椎体压缩性骨折、骨质减少和低转化型骨病所致。

3. **骨变形** 由于维生素 D 缺乏和继发性甲状旁腺功能亢进，骨骺脱位，使长骨变弯，常波及臀部，也可见于桡骨、尺骨、肱骨下端、股骨下端和胫骨下端。骨变形可导致成人出现脊柱侧弯、后凸畸形和胸廓变形。儿童患者可出现佝偻病。部分患者由于椎体压缩性骨折，人变得矮小。

（二）骨外表现

1. **皮肤瘙痒** 皮肤瘙痒是慢性肾衰竭患者的常见症状。钙盐沉积在皮肤上，导致皮肤钙化，引起瘙痒。PTH 和血氨水平升高也可能与瘙痒有关；其他一些尿毒症毒素可能也与皮肤瘙痒有关，而充分透析可改善或消除瘙痒。

2. **血管和瓣膜钙化** CKD 5 期患者冠状动脉和血管钙化的发生率高于一般人群，透析患者冠状动脉钙化的发生率为 40%～100%，腹膜透析患者冠状动脉钙化的发生率也可高达 60%。根据部位可分为血管中层（动脉硬化性）钙化和血管内膜（动脉粥样硬化性）钙化，CKD 患者主要为血管中层钙化，也可为血管内膜钙化。血管钙化最早出现于足背，也可侵犯前臂、腕、手、眼、内脏、关节和骨盆等处的任何动脉。

3. **软组织钙化**

（1）内脏钙化：肺、腹部、心、肾、骨骼肌等处均可能出现钙质沉着，发病相当少见，但临床后果严重。肺和心脏钙化是透析患者发病率和病死率升高的主要危险因素之一。约 12% 患者有肾脏钙化。

（2）关节周围钙化：CKD 5 期患者可能发生关节周围钙化，透析患者关节周围钙化发生率存在较大差异，关节周围无钙化或高达

52％钙化,随着透析时间的延长,其发病率也逐步增加。关节周围钙化可见于肩、腕、指(趾)关节和踝关节,常引起关节疼痛和关节活动受限。关节周围疼痛时被发现,常规 X 线检查也可发现关节周围钙化。采用磷结合剂控制血磷水平或甲状旁腺次全切除术可使之缓解。

4. 皮肤钙化　部分患者皮肤可见小斑或丘疹,病变皮肤活检可见钙质沉着。大多数尿毒症患者皮肤钙含量增加,尤其是重度继发性甲状旁腺功能亢进患者。甲状旁腺次全切除术后可降低皮肤的钙含量,提示继发性甲状旁腺功能亢进是皮肤钙化的重要原因。儿童患者皮肤钙化的发生率明显低于成人。

5. 钙化防御　早在 1969 年 Parfitt 首先报道尿毒症患者钙化防御(calciphylaxis),其病理特征为真皮和皮下脂肪小到中等程度血管(直径 40~600 μm)出现特征性血管中层钙化,有学者称之为尿毒症动脉钙化(calcific uremic arteriopathy)。钙化防御多见于手指、脚趾、大腿、小腿和脚踝等部位,特征是进行性缺血性皮肤溃疡。钙化防御病变发生前或病变发生时可伴重度疼痛。皮肤出现溃疡或组织坏死前病变部位可有触痛、稍有红肿、皮下结节或斑点蓝变。有些患者手指或脚趾出现病变前可有雷诺现象。皮肤溃疡可在数周至数月内缓慢进展,可并发感染,严重者可导致败血症,甚至死亡。

三、监测

(一) 血生化检查

1. 血钙　CKD 患者血钙波动较正常人大,尤其是透析患者,透析后血液浓缩对血钙影响很大。此外,血清钙只占体内总钙的 1％左右,大部分钙沉积在骨中。具有生物学活性的血清离子钙通常只占血清总钙的 40％~50％,其余以非离子形式和白蛋白或阴离子结合。低蛋白血症时,血清离子钙相对增加。因此,血清总钙值可能低估了离子钙的浓度。校正钙公式常用于纠正白蛋白的影响。CKD 患者常常伴有低白蛋白血症。当血清白蛋白<40 g/L 时,建议采用校正钙。《肾脏病患者预后及生存质量指南》(K/DOQI)和改善全球肾脏病预后组织(KDIGO)均推荐采用下列公式计算校正钙:校正钙(mg/dl)=血清总钙(mg/dl)+0.8×[4-血清白蛋白(g/dl)]。虽然血钙不能反映骨骼内的病变过程,但根据血钙浓度可以推测骨病变类型。高转化型骨病和混合性骨病时血钙低于正常,但低转化型骨病时血钙正常或偏高。

2. 血磷 磷大部分存在于细胞内,pH 值和血糖会影响磷在细胞内外的转运。正常人血磷为 0.81~1.45 mmol/L,儿童为 1.29~2.10 mmol/L。ESRD 时血磷升高,透析治疗能一定程度纠正高磷血症。骨软化病时血磷较低,值得注意的是血钙、磷检查在鉴别甲状旁腺功能亢进骨病和铝相关性骨病方面意义不大。

血清钙、磷检测频率为每 1~3 个月 1 次。临床常规应用自动生化仪采用比色法检测血清钙、磷水平,测量精确度和重复性好。治疗靶目标值范围:血清校正钙 2.10~2.54 mmol/L(8.4~10.2 mg/dl),血清磷 1.13~1.78 mmol/L(3.5~5.5 mg/dl)。正常范围以外的钙、磷水平视为异常,临床评价应综合考虑血清钙和磷的水平,不能单纯用钙磷乘积的结果来指导治疗。

3. 甲状旁腺激素 检测频率为每 3~6 个月检测 1 次。建议 CKD 5D 期(透析期)患者的 iPTH 水平应维持于正常值上限的 2~9 倍。治疗靶目标值范围:150~300 pg/ml。血清 iPTH 可用于预测骨转化类型:iPTH>450 pg/ml 预示高转运性骨病,iPTH<65 pg/ml 预示低转运性骨病,iPTH 水平中度升高预示正常转运性骨病。

4. 血清 1,25(OH)$_2$D 1,25(OH)$_2$D 是维生素 D 的活性形式,半衰期仅 4~6 小时。高效液相色谱是检测 1,25(OH)$_2$D 的"金标准",25(OH)D<15 ng/ml(37 nmol/L)与多种疾病相关。低 25(OH)D 水平与正常人和 CKD 患者的病死率升高有关。建议 25(OH)D<15 ng/ml 为维生素 D 缺乏,≥15 ng/ml 且<30 ng/ml

为维生素 D 不足。临床实践中,需要根据患者的基线水平和治疗方法决定检查的时间和频率。

5. **碱性磷酸酶**　碱性磷酸酶(alkaline phosphatase,ALP)广泛分布于人体各器官,有 6 种 ALP 的同工酶。血清 ALP 主要来源于肝脏和骨骼。在肝脏疾病和骨骼疾病时都会出现 ALP 升高。最近的研究发现,血清 ALP 升高可能是 CKD 5D 期患者死亡风险增加的独立危险因素。检测频率为每 12 个月 1 次,iPTH 水平升高时检测频度增加。正常参考值为 25~90 u/L。AKP 检测配合 iPTH 检测有助于推断骨病性质:ALP>正常水平 2 倍,不可能为低转运骨病;ALP 正常,不可能为高转运骨病。

(二) 骨活检

骨活检是诊断 CKD – MBD 的"金标准",可以明确骨质转化状态,排除骨铝中毒和低转化性骨病等。有条件的单位可以开展。对有以下适应证的患者,在有条件的情况下建议行骨活检,以明确诊断:不明原因的骨折、持续性骨痛、不明原因的高钙血症、不明原因的低磷血症、可能的铝中毒以及使用双膦酸盐治疗 CKD – MBD 之前。骨活检术包括骨病理学检查和染色检查,是确诊肾性骨病的"金标准"。骨活检不仅可早期诊断肾性骨病,而且可对之进行组织学分类,从而可根据组织学改变进行靶向治疗。CKD 或透析患者 iPTH 在 11.0~55.0 pmol/L 范围内,但出现不明原因高钙血症、骨痛或特异性 ALP 升高时,有必要进行骨活检。此外,考虑铝中毒者可行骨活检,有助于明确诊断和指导治疗。

(三) 骨密度

不建议常规进行骨密度测量。透析患者与普通人之间的差异是骨密度不能预测骨折风险,也不能预测肾性骨营养不良的类型。

（四）血管钙化

对骨外钙化的评估是诊断 CKD - MBD 的重要内容,包括血管钙化、心瓣膜钙化和软组织钙化等,其中心血管钙化评估对 CKD - MBD 的预后评估最有意义。动物实验、流行病学调查和观察性研究均发现,血管/瓣膜钙化是 CKD - MBD 患者心血管疾病高发病率和高病死率的一个可能原因。心血管系统钙化的存在及其严重程度,是心血管事件和病死率的强烈预测因子。因此,有必要对部分患者进行血管钙化的评估。

（1）建议对有显著高磷血症需要个体化高剂量磷酸盐结合剂治疗者、等待肾移植患者、CKD 5D 期患者和医师评估后认为需要检测的患者,进行心血管钙化的评估。

（2）建议使用侧位腹部 X 线片或腹部 CT 检查是否存在血管钙化,并通过超声心动图检查是否存在瓣膜钙化。电子束 CT（EBCT）及多层螺旋 CT 扫描是诊断冠状动脉钙化敏感性和特异性较好的方法。

（3）建议每 6～12 个月进行一次心血管钙化的评估。

（4）当患者合并存在血管/瓣膜钙化时,建议将其心血管疾病风险列为最高级别,以指导 CKD - MBD 患者的管理。

（五）其他

对于明确存在生化异常或治疗方案调整的患者,需要合理增加检测频率来监测变化趋势、治疗的效果及不良反应。

四、预防和治疗

CKD - MBD 是 CKD 患者常见的严重并发症之一。除了继发性甲状旁腺功能亢进、矿物质和骨代谢异常外,CKD - MBD 患者还可伴有心脏瓣膜、血管和软组织等转移性钙化,导致患者全因和心血管病死率明显增加。因此,应积极预防和治疗 CKD-MBD,主要包括:降低高血磷,维持正常血钙;控制继发性甲状旁腺功能亢进;预防和治疗血管钙化。

1. 维持正常血钙水平 腹膜透析患者建议血清校正钙维持在正常范围($2.10\sim2.50$ mmol/L),血清钙异常是 CKD-MBD 患者常见的临床表现之一。CKD 患者由于钙摄入不足,活性维生素 D 的缺乏影响钙的吸收,以及骨骼对甲状旁腺激素脱钙作用的抵抗,常常出现低钙血症。低钙血症是导致继发性甲状旁腺功能亢进和肾性骨病的重要因素。近年来,由于含钙磷结合剂、活性维生素 D_3 $[1,25(OH)_2D_3]$ 及其类似物的广泛使用,或同时使用高钙透析液,使部分患者出现高钙血症,加重转移性钙化的发生。临床研究显示,血清钙异常同样与临床预后不良相关。所以积极调整 CKD 患者血清钙显得尤为重要。

(1) 低钙血症的治疗:血清校正钙<2.10 mmol/L 且 iPTH 高于靶目标,或者有低钙临床表现的患者给予口服钙制剂或维生素 D 治疗,常用碳酸钙或醋酸钙口服治疗。

(2) 高钙血症的治疗:①减少或停用钙剂和维生素 D 制剂。②使用生理钙腹膜透析液,钙离子浓度为 1.25 mmol/L。③降钙治疗,采用降钙素或二磷酸盐治疗,治疗前建议骨活检明确诊断。

2. 高磷血症的治疗 CKD 患者常伴发高磷血症。肾脏对磷滤过下降导致磷在体内潴留是 CKD 患者发生高磷血症最根本的原因,建议降低血清磷水平,维持血清磷在 $1.13\sim1.78$ mmol/L。2012 年,国际透析预后与实践模式研究显示,我国血液透析患者的高磷血症患病率为 57.4%,腹膜透析患者高磷血症患病率为 47.4%,而血磷控制的达标率只有 38.5%,与欧美相比还有较大差距。大量证据表明,CKD 患者长期高磷血症可导致继发性甲状旁腺功能亢进、矿物质和骨代谢异常,还可导致心脏瓣膜、血管和软组织等转移性钙化的始动因素,也是透析患者死亡的独立危险因素。

(1) 饮食控制,限制磷的摄入:磷的主要来源是饮食,因此控制饮食中磷的摄入对预防和治疗高磷血症非常重要。限制磷摄入的措施包括:限制摄入蛋白质的总量,选择合适的蛋白质种类与来源,限制含磷的食物添加剂和某些高磷食物的摄入。

1) 限制摄入蛋白质的总量:由于有机磷主要是与蛋白质结合并分布于细胞内,所以富含蛋白的食物往往含磷也高。动物来源的食物如猪肉、家禽和鱼的磷含量都很高。《肾脏病患者预后及生存质量指南》指出,当确定蛋白质摄入量足够时,摄入磷水平越少越好。推荐饮食中磷的摄入控制在 $800\sim1\,000$ mg/d。

2) 选择适当的蛋白质种类与来源:蛋白摄入和磷的摄入之间必须达到平衡。用磷(mg)/蛋白质(g)比值来衡量饮食中磷的负荷更为合适。其优点在于它同时关注了食物中蛋白质和磷的水平。应当尽量避免摄入磷含量高而蛋白质含量低的食物,多选择磷含量低而蛋白质含量丰富的食物(如鸡蛋清)以达到既保证营养又不增加磷负荷的目的。

3) 限制含磷添加剂的摄入:食品添加剂在日常生活中广泛使用,磷是食物制品中防腐剂和添加剂的主要成分之一,通常以磷酸盐形式存在。常见的含有无机磷的食物来源包括:某些饮料、加工过的肉制品、速食食物、快餐、速溶食物、谷物、奶酪以及冷冻的烘烤食品等。推荐患者阅读食物成分表并选择含磷添加剂少的食物。添加剂中的磷是无机磷,未与蛋白质结合,易被肠道上皮吸收。90%的无机磷可被肠道吸收,而动物来源的有机磷吸收率是 $40\%\sim60\%$,植物来源的则更低。针对健康受试者的研究发现,每天摄入大量含磷添加剂的食品会使每天磷摄入量从 979 mg/d 上升到 $2\,124$ mg/d,升高血磷和尿磷水平,同时降低血钙和尿钙,类似于继发性甲状旁腺机能亢进症的表现。在日常生活中,需要特别注意各种饮料,因为磷酸盐几乎存在于所有的饮料中,且易于吸收。由于含磷食物添加剂明显增加磷负荷,因此需要严格限制含磷添加剂的摄入。

4) 改变烹饪方式:用煮的烹饪方式可以更好地去除食物中的磷,有研究发现把牛肉水煮 30 分钟可以降低磷/蛋白质比值$>50\%$。

教会患者制作捞米饭,将 100 g 精白米置于已经煮沸的 1 000 ml 蒸馏水中,煮 15 分钟,将米汤弃之,然后再用蒸馏水冲洗,再蒸熟,即为脱磷米饭,含磷量由 74 mg 降到 34 mg。

(2) 透析治疗方案调整,增加腹膜透析对磷的清除:透析治疗是 CKD 5D 期患者赖以生存的治疗方式,它不仅有助于患者清除多余水分及各种代谢废物,而且充分的透析可以使患者达到水及溶质平衡。近年来,研究发现通过对透析液离子成分的调整及透析处方的改变,如透析时间、频率等,有助于改善患者钙磷代谢紊乱。因此,对于 CKD 5D 期患者,在充分透析的基础上进行个体化的透析治疗方案的调整也是治疗钙磷代谢紊乱的一种措施。

对于腹膜透析,有研究发现使用 1.75 mmol/L 标准钙离子浓度的透析液虽然可以补钙降磷以及纠正低钙血症,但透析后高钙血症的发生更为普遍,从而增加转移性钙化及病死率风险。一项对 44 例腹膜透析患者的随机对照多中心研究发现,与 1.75 mmol/L 钙离子浓度的腹膜透析液相比,1.25 mmol/L 钙离子浓度腹膜透析液有助于减少高钙血症的发生率,有利于钙磷乘积的控制,并可改善无动力性骨病。

对于 CKD 5D 期腹膜透析治疗的患者,建议使用钙离子浓度为 1.25 mmol/L 的腹膜透析液。但是在采用低钙透析液治疗的同时应注意血钙水平,若出现低血钙时,可口服补钙。

(3) 药物治疗:饮食控制后血磷仍不达标,则需使用磷结合剂治疗。磷结合剂的选择应基于以下因素:血钙及 PTH 水平,是否存在无动力性骨病和(或)血管钙化,药物的作用效果及其不良反应。目前所使用的磷结合剂主要包括含钙磷结合剂、非含钙磷结合剂以及含铝磷结合剂。常用含钙的磷结合剂(碳酸钙或醋酸钙),随餐口服。然而,如果存在持续或反复的高钙血症、动脉钙化、动力缺失性骨病或持续低 iPTH,则应限制含钙的磷结合剂的使用,推荐应用盐酸司维拉姆(sevelamer hydrochloride)或碳酸镧;避免长期使用含铝的磷结合剂,当血磷>2.26 mmol/L(7.0 mg/dl)合并高血钙时,可短期(4

周内)服用,但应密切注意铝中毒的发生。

3. 控制 iPTH 在目标范围　iPTH 目标值:150～300 pg/ml。首先尽可能纠正高磷血症和低钙血症。纠正了以上因素后仍存在持续高 iPTH 时应给予骨化三醇治疗,小剂量维持治疗适合轻度甲状旁腺功能亢进患者,冲击治疗适合重度患者。对于高钙血症患者,推荐减量或停用骨化三醇;如 iPTH<150 pg/ml,骨化三醇应减量或停用。腹膜透析患者动力缺失性骨病的发病率可高达 60% 以上,一个重要原因是骨化三醇治疗导致的甲状旁腺过度抑制,因此在治疗过程中监测 iPTH 并及时调整治疗剂量十分重要。

4. 甲状旁腺切除术　难治性继发性甲状旁腺功能亢进指药物治疗无效,主要指活性维生素 D 药物治疗抵抗,持续高磷或高钙血症、持续高 PTH,通常需要行甲状旁腺切除术(parathyroidectomy,PTX)。PTX 可以有效降低 PTH、血钙和血磷,改善患者生存质量。

(1) PTX 术式:主要有 3 种,即甲状旁腺全切除＋自体移植术、甲状旁腺次全切除术和甲状旁腺全切除术。

(2)甲状旁腺切除指征:当出现下列情况时,建议择期行 PTX。①iPTH 持续>800 pg/ml(正常值 16～62 pg/ml);②药物治疗无效的持续性高钙和(或)高磷血症;③具备至少 1 个甲状旁腺增大的影像学证据,如高频彩色超声检查显示甲状旁腺增大,直径>1 cm 并且有丰富的血流;④以往对活性维生素 D 及其类似物药物治疗抵抗。

PTX 术后严重骨病的转化率下降,可能演变成低转化性骨病。PTX 术后部分患者可能出现铝性骨病,术前骨铝含量高者危险性更大,因而术前应控制血铝。PTX 越彻底,铝性骨病发生率越高,而部分切除又易导致复发,故有学者提倡完全切除甲状旁腺,同时将部分腺体自体移植至前臂肌肉,以便甲状旁腺功能亢进复发时再次手术,但异位移植偶见甲状旁腺腺瘤形成或恶变。

(3) PTX 术后处理

1) 外科处理:将所有切除的甲状旁腺及周围组织按照部位标

识,送病理组织学检查,明确切除的数量和病理类型。手术切口缝合并放置引流条,床头备气管切开包。通常手术前后不常规应用抗生素。

2) 内科处理:①补钙方案,术后即刻化验血钙值,同时每小时补钙 1～2 mg/kg(10％葡萄糖酸钙 10 ml 含 90 mg 元素钙),根据血钙值调整补钙剂量,术后次日口服碳酸钙 1.5 g,每天 3 次,餐前服用;②如血钙持续降低,可加用骨化三醇 0.5～2 μg/d,分为每天 2～3 次口服;③术后可使用 1.75～2.25 mmol/L 钙离子浓度的透析液;④鼓励术后进食高钙、高磷饮食(如脱脂牛奶、豆制品、坚果类、肉类、海产品等),预防低磷血症。

(4) PTX 术后并发症及处理:PTX 术后外科并发症有切口感染、出血,术后喉返神经损伤致声音嘶哑、呛咳、呼吸困难。强调由经验丰富的外科医师操作手术,以降低外科并发症的发生。

术后出血发生率低,严重时可压迫气管导致窒息,故术后 24 小时内应密切观察并在床头备气管切开包。

一过性的低钙血症是 PTX 最常见的并发症,也是手术成功的标志,通常需要积极的钙替代治疗,如静脉和口服钙剂、口服活性维生素 D、使用高钙透析液。术后由于 PTH 快速下降,肠道钙吸收减少,但是骨骼仍处于高转运状态,大量吸收血钙、磷,以增加骨矿物质成分,会发生低钙血症,也称为"骨饥饿"现象。临床表现为 PTX 术后数小时内,尤其是术后第 1 周,血钙明显降低,神经-肌肉兴奋性增高,出现手足麻木及抽搐,严重时可出现心律失常或支气管痉挛发生窒息,故术后需要严密监测血钙值。术后至少 3 周监测血清钙,尤其在术后第 1 周内,每天测血清钙 1～2 次,1 周后每周监测 1 次,1 个月后每月监测 1 次,根据血钙值调整补钙方案,保持血钙＞1.8 mmol/L。在监测血钙的同时,也应该监测血磷,通过开放饮食保持血磷＞1.0 mmol/L,避免长期低磷血症对骨病的影响;监测术后 iPTH 可以判定 PTX 切除的甲状旁腺是否在理想范围,分别在术后第 1 天及术后第 1 周,1 周后每月监测 1 次,3 个月后隔 3 个月监测 1 次。前臂甲状旁腺移植患者可同时在双上肢抽血测定 iPTH,以判定移植物是否存活。

|第五节| 蛋白质能量营养不良/蛋白质能量消耗

近年来,腹膜透析技术得到了较快发展,长期生存率及技术存活率有了较大提高。但是营养不良仍然是导致腹膜透析患者预后不良的常见并发症。大量的研究发现,18%~75%腹膜透析患者存在营养不良,主要表现为体重下降,进行性消瘦或水肿,皮下脂肪减少,常伴有多器官不同程度的功能紊乱。慢性肾病和腹膜透析患者营养和代谢异常的原因很多,且这些异常单纯通过增加饮食蛋白质和能量摄入不能得到纠正,因而出现蛋白质-能量营养不良(protein energy malnutrition, PEM)。2008 年,国际肾脏营养与代谢学会(International Society of Renal Nutrition and Metabolism, ISRNM)专家组提出采用"蛋白质-能量消耗(protein-energy wasting, PEW)",来命名慢性肾病伴随的机体蛋白质-能量储备降低(如蛋白质、脂肪含量下降)的"营养不良"状态,并制定了 PEW 诊断标准。PEW 是慢性肾病进展过程中伴随的体内蛋白质和能量储备下降的状态,临床表现为一组以饮食营养和热量摄入不足、低 BMI、低血清白蛋白血症、微炎症状态、进行性骨骼肌消耗为特征的综合征。研究发现,80%~85% CAPD 患者存在着不同程度的蛋白质能量消耗。患者通常伴随明显的消瘦、虚弱和疲劳感,出现肌无力、肌萎缩等相关症状,生活自理能力下降,容易合并感染或严重心血管疾病,显著影响患者生存质量,并增加病死率及其他并发症危险。

研究发现,无论是处于透析前期还是维持性透析的患者,均有较高的 PEW 发生率,并发 PEW 患者的生存质量较无 PEW 患者明显下降,病死率明显升高。因此,早期发现、及时干预,对腹膜透析患者进行有效的营养管理对于提高患者生存率和改善生活质量具有重要意义。

一、营养不良的原因

（一）微炎症状态

一些研究证实，尽管给予腹膜透析患者足够的营养支持，部分患者的营养状况仍然呈持续下降趋势，由此提出营养不良-炎症-动脉粥样硬化（malnutrition inflammation and atherosclerosis，MIA）综合征的概念，微炎症状态是导致腹膜透析患者 PEM/PEW 的重要原因之一。腹膜透析患者微炎症状态产生的主要原因：①尿毒症患者肠道内的毒素、各种化学物质、糖基化终末产物等促炎症代谢产物潴留；②生物不相容性透析液（高糖、低 pH 值、高渗透性及透析液袋和管道的有形成分等）对腹膜的刺激；③腹膜透析患者营养不良，肠道屏障作用减弱导致肠道内毒素的吸收增加；④容量负荷过多、心力衰竭、残余肾功能减退；⑤机体免疫力低下，易发生感染，如隧道出口处的潜在感染。

微炎症状态可以通过不同的机制导致营养不良：①炎症可增加腹膜透析患者体内蛋白质的分解，促进肌肉蛋白分解，主要通过激活三磷酸腺苷（ATP）-泛醌素-蛋白分解旁路起作用。②肿瘤坏死因子-α（TNF-α）具有脂解作用，可导致胰岛素细胞内信号通路缺陷，还可使脂联素（adiponectin）产生减少，因而导致胰岛素抵抗。慢性炎症所致胰岛素抵抗，肌肉胰岛素敏感性降低，胰岛素作用于骨骼肌的合成代谢作用下降，导致透析患者体内肌肉消耗。③微炎症状态时存在高水平 TNF-α、IL-6 等炎症因子，可引起腹膜透析患者厌食和食欲显著下降、高瘦素水平和高分解代谢状态，从而导致营养不良。

透析患者炎症和营养不良互为因果，最终导致患者动脉粥样硬化,即 MIA 综合征或营养不良-炎症复合体综合征,这可能为透析患者心血管发病率和病死率高的重要危险因素。

(二) 蛋白质和热量摄入不足

代谢学研究表明,蛋白质的利用有赖于能量的摄取,低能量摄入减少蛋白质的利用,促进蛋白质的分解代谢。腹膜透析患者普遍存在食欲缺乏、消化功能障碍,造成蛋白质和热量摄入减少,是营养不良产生的主要原因之一。

摄入减少的原因很多,主要包括以下几点。

(1) 透析不充分导致氮质产物在机体内储积,常出现食欲减退、恶心、呕吐等消化道症状。

(2) 经济原因。

(3) 精神抑郁、焦虑影响食欲。

(4) 腹膜透析患者早期腹膜透析液灌入产生的饱腹感、腹膜透析液留置导致胃容积减少、腹膜透析液多吸收的糖均会影响患者食欲,限制了食物摄入。

(5) 老年、胃肠功能减退,特别是糖尿病患者饮食控制等导致能量摄入不足,糖尿病所致外周神经病变,导致糖尿病胃麻痹和糖尿病肠病变,使患者食欲下降,引起能量和蛋白质摄入不足,患者营养不良进一步加重。

(6) 近年来研究发现一些炎症因子和激素,如 TNF - α、PTH、瘦素等可引起患者食欲缺乏,参与透析患者营养不良的发生。

(三) 蛋白质和氨基酸丢失

腹膜透析患者通过下面 3 种途径可导致蛋白质的丢失。

(1) 腹膜透析过程中蛋白质和氨基酸的丢失增加,每天有 5～15 g 蛋白质和 1.2～4.0 g 氨基酸及肽类物质从腹膜透析液中丢失。

(2) 合并腹膜炎时,经腹膜透析液丢失蛋白质的量可增加 50%～100%,而且在腹膜炎治愈后的数日至数周内蛋白质丢失仍然维持较高水平。因此,从腹膜透析液中丢失营养成分也是导致腹膜透析患者营养不良的重要原因。

(3)部分有尿的腹膜透析患者由于存在基础肾脏病,如糖尿病肾病、膜性肾病、狼疮肾炎等,每天还可有大量蛋白质从尿中排出,使氨基酸和蛋白质进一步丢失。因此,尿蛋白的丢失量也不容忽视。

(四)透析不充分

有研究表明,肾小球滤过率下降至 25～50 ml/min 时,患者就会自发减少蛋白质的摄入,随着残余肾功能进一步降低,患者的体重、脂肪体积、血清白蛋白及转铁蛋白浓度也随之下降。透析开始时的营养状况影响腹膜透析患者此后的存活率。即使患者开始进行透析,如果透析不充分,中分子产物潴留,可导致患者出现恶心、呕吐等消化系统症状。能量和蛋白质的摄入不足,也可发生 PEM。腹膜透析患者的"透析不充分"包括两方面内容:①容量负荷过多在腹膜透析患者中并不少见,其蛋白质和热量摄入显著低于那些无容量过负荷的患者。容量负荷过多易致高血压、心力衰竭等并发症的发生,也可加重腹膜透析患者的炎症状态,增加蛋白质分解代谢,从而导致营养不良。②尿毒症毒素储积引起患者厌食和食欲缺乏,体内炎症因子水平升高和代谢性酸中毒等引起高分解代谢状态。

(五)代谢性酸中毒

代谢性酸中毒是导致腹膜透析患者负氮平衡的重要因素,可显著增加体内蛋白质分解,减少蛋白质合成,使患者食欲缺乏,影响营养物质的摄入;并促进胰岛素抵抗,从而加重患者营养不良。另外,代谢性酸中毒还可以降低肌肉蛋白水解酶基因的转录,使支链氨基酸(组氨酸、亮氨酸和异亮氨酸)分解增加、水平下降。代谢性酸中毒还可影响生长激素、甲状腺激素以及胰岛素样生长因子的释放和分泌,导致肌肉蛋白质合成减少。因此,代谢性酸中毒通过多种直接和间接机制,促进肌肉蛋白质分解,同时抑制肌肉蛋白质合成,从而导致腹膜透析患者出现 PEM/PEW。

(六) 残余肾功能减少

正常肾组织参与氨基酸代谢,其中包括苯丙氨酸羟化或酪氨酸转变为丝氨酸。肾组织广泛损伤是导致氨基酸代谢异常的重要原因。透析过程中残余肾功能的丧失,可以使氨基酸代谢异常更为突出。研究表明,腹膜透析患者残余肾功能下降,每天饮食蛋白摄入也相应减少,提示残余肾功能下降与营养不良的发生密切相关。残余肾功能下降后营养不良的机制尚不明确,可能与容量超负荷有关。容量超负荷是联系腹膜透析患者残余肾功能下降与营养状况恶化的一个中间因素。

(七) 糖尿病

糖尿病肾病是导致 ESRD 的主要病因之一。糖尿病透析患者蛋白质丢失和肌肉萎缩的风险明显增加,因而 PEM/PEW 的发生率比非糖尿病透析患者明显升高。糖尿病本身以及尿毒症均可导致胰岛素抵抗,因而糖尿病 ESRD 患者胰岛素抵抗的风险显著增加。目前,研究证实透析患者胰岛素抵抗是加速蛋白质分解代谢的主要原因,这可能是透析患者出现 PEM/PEW 的重要原因。糖尿病为静息能量消耗(resting energy expenditures, REE)增加的独立危险因素,糖尿病胃轻瘫可影响蛋白质合成,也与糖尿病 ESRD 患者 PEM/PEW 的发生、发展有关。

(八) 其他

部分腹膜透析患者由于腹膜转运特征的改变,可导致超滤能力下降。腹膜衰竭时,水分在体内潴留,可发生高血压和充血性心力衰竭,而心力衰竭时胃肠淤血可使患者的食欲缺乏;另一方面,由于限制患者的饮食摄入,日常活动减少,从而使患者能量摄入不足,导致营养不良的发生。其他如贫血、肿瘤、心理社会因素、患者的经济状况等因素也可导致患者发生 PEM。尿毒症患者由于维生素和微量元素的缺乏,影响蛋白质、葡萄糖、脂肪的代谢,可使患者的营养不良进一步加重。总之,腹膜透析患者营养不良的原因是多方面的,非单一因素所致,发病机制也较复杂。

二、腹膜透析患者营养状态的评估

慢性肾病和透析患者营养和代谢异常的特征是消耗,而炎症状态与患者营养不良和消耗密切相关,透析患者往往同时存在蛋白质和能量缺乏,但有时仅以其中之一为主,这就导致临床类型多样化、复杂化,构成了营养不良综合征,如糖、蛋白质、脂类、钙磷代谢紊乱,出现高血糖或低血糖、低蛋白血症、高脂血症、低钙血症、高磷血症及骨营养不良等。因此,往往不能用一种或两种方法来判断透析患者的营养状况,必须运用各种方法,综合分析评价,才能充分了解腹膜透析患者的营养状态。

(一) 营养风险评估

主观综合性营养评估法(subjective global assessment of nutritional status,SGA)是一种基于病史和体格检查的主观评估营养状态的简单方法,通过了解病史和体检结果,医师对患者的营养状况进行分级(A,B,C)。临床上,针对透析患者建立了一个更为全面的主观综合定量评分系统——透析营养不良评分(dialysis malnutrition score,DMS),又称改良 SGA(表 11-2)。改良 SGA 是基于传统的 SGA,考虑到慢性肾病和透析的相关并发症,根据尿毒症患者的特点,具体量化各个评价部分,使之成为一种定量的营养评估方法。以往研究发现,改良 SGA 较传统 SGA 法更为简单和灵敏,是筛选透析患者早期营养不良的较好方法。它包括体重变化、饮食摄入、胃肠道症状、机体功能(营养相关的功能损害)、合并疾病、皮下脂肪和肌肉消耗等

7 项指标。由轻到重 5 个水平进行评分,总分 7～35 分,7 分为营养正常,分值越高表示全身营养状况越差。按分值划分营养不良程度:8～14 分为轻度营养不良,15～21 分为中度营养不良,22～35 分为严重营养不良。SGA 评估营养状态的优点是简单、经济、易于实施,许多学者均认为它与多种营养指标有很好的相关性,是反映营养状况的综合指标,甚至可预测血液透析和腹膜透析患者的白蛋白水平。建议每 6 个月评估 1 次。

表 11‐2　改良 SGA 评分内容及标准

项目	1分	2分	3分	4分	5分
体重	体重无变化或增加	体重减轻<5%	体重减轻5%～10%	体重减轻10%～15%	体重减轻>15%
进食	进食固体食物且量正常	进食固体食物摄入不足	进食流质或食量中度减少	进食少量能量流质	几乎不能进食
胃肠道症状	无胃肠道症状	恶心	呕吐或中度胃肠道反应	腹泻	重度厌食
日常活动	完全不受限或较前明显改善	轻度或中度受限	日常生活受限	仅能从事轻微的体力活动	卧床或仅轮椅少量活动
并发症	透析 1 年内无并发症	透析1～2年或有轻微并发症	透析 2～4 年,或年龄75岁以上,或有中度并发症	透析 4 年以上,或有重度并发症	严重、多种并发症
脂肪储备	无脂肪储备减少或皮下脂肪消耗	介于两者间	中度减少	介于两者间	重度减少
肌肉消耗	无肌肉消耗	介于无与中度之间	中度消耗	介于中度与重度之间	重度消耗

（二）蛋白质的摄入量和分解代谢率

（1）3 日饮食日记采集。对腹膜透析患者进行膳食调查是临床上常用的一种评价营养状况的方法。膳食调查是利用询问和（或）调查表的方式，调查患者近期内连续的饮食状况，计算出患者每天摄入蛋白质及热量以及其他营养物质的含量，为评价患者的营养状况提供资料。可采用 3 日饮食日记记录法，由患者自己详细记录每天进食的食物种类及食物量，用饮食计算器分析其中各种营养成分。该方法简便、经济，是一种实用的初步营养评价方法。

（2）慢性肾功能不全时，随着肾小球滤过率下降，患者自发性蛋白质摄入减少，出现营养不良，因而每天蛋白质摄入量（daily protein intake，DPI）可用来估计患者的营养程度。在氮平衡个体，氮的摄入主要来自于饮食蛋白质（95%），氮的摄入量和排出量保持平衡，因而蛋白质分解代谢率（protein catabolic rate，PCR）可反映蛋白质摄入量。虽然 PCR 可估计蛋白质的摄入量，但排泄的氮并不完全来自于蛋白质。目前认为蛋白氮呈现率（protein equivalent of nitrogen appearance，PNA）比 PCR 更能反映 DPI。PNA 是反映腹膜透析患者总的蛋白质分解和蛋白质摄入情况的临床指标。由于蛋白质中氮的含量约 16%，因此可用 6.25×总氮呈现率（TNA）表示与总氮呈现率相当的 PNA。PNA 等同于蛋白质分解代谢率，可用来评价稳定腹膜透析患者的蛋白质摄入水平。必要时可每 3～6 个月监测 1 次，标准化 PNA（nPNA）目标值≥1.0 g/(kg·d)。

（三）人体测量法

人体测量法是一种半定量方法，通过量化身体成分来量化身体组成，尤其是骨骼、肌肉和脂肪含量；可提供与营养状态相关的信息，是临床上有效反映患者营养状态的指标，也用于评估腹膜透析患者的营养状态。对同一个体的人体测量指标的长期监控具有更大的临床意义。建议每 6 个月测量 1 次。

人体测量指标通常包括体重、身高、体型、皮褶厚度(代表身体脂肪)、中臂肌围(mid arm muscle circumference，MAMC)(代表肌肉含量)、上臂肌围和BMI等。这些指标反映了身体组分的不同信息。另外，人体测量法要考虑不同人体测量指标的重要性和精确性，要求适当的仪器和正确的测量方法，否则无法得出可信、重复性好的数据。

1. BMI测定　测量患者的身高、空腹体重，计算BMI。BMI=体重(kg)/身高的平方(m^2)。根据亚太地区成年人体重标准，BMI 18.5~23.9为正常；<18.5为营养不良。一般BMI<18.5，过去3个月和5个月内体重下降分别>5%和10%，体内脂肪总量<10%，提示患者PEW。综合BMI、体重减轻和血清白蛋白水平分析，是临床工作中最简单和最常用的评估营养状态的方法，根据这些指标可发现需要营养干预的高危患者。

2. 机体脂肪含量测定　机体脂肪含量的测定方法有多种，其中三头肌皮褶厚度法(triceps skin fold，TSF)相对简单，重复性好而得到广泛应用。测量者在患者肱骨中线中点上1 cm处，用10 g/mm^2(1 kgf/m^2=9.8 Pa)的压力，用示指和拇指夹住面积为20~300 mm^2的患者皮肤，用Lange皮褶测量仪在皮褶固定点下方1 cm处测量，应重复测量3次，取其平均值。根据测量的结果可判断患者的营养状态。TSF值：男性中度营养不良4~6 mm，严重营养不良<4 mm；女性中度营养不良8~12 mm，严重营养不良<8 mm。其结果受年龄、民族、性别及水肿等因素的影响。在测定患者的TSF时，应注意与患者发生慢性肾衰竭前的情况进行对比，测定的方法应前后一致，以避免测定结果误差。

3. 肌肉体积测定　肌肉体积可反映尿毒症患者机体蛋白质的状况。比较常用的方法是测定上臂肌肉的大小，主要是测定MAMC。方法：让患者上肢平放在体侧，取鹰嘴与肩峰连线的中点为测量点，用软尺绕测定点1周，读出数值，则得到上臂周径(arm circumference，AC)，再测患者TSF。MAMC可采用下面的公式进行计算：MAMC(cm)＝AC－3.14×TSF。MAMC 值：男性中度消瘦为 22～24 cm，明显消瘦＜22 cm；女性中度消瘦为 18～20 cm，明显消瘦＜18 cm。一般肌肉体积在 3 个月和 6 个月减少分别超过 5％和 10％提示 PEW。

(四) 握力

国外研究认为，握力降低与 PEM 相关，握力是机体肌肉丧失程度的可靠指标。《欧洲透析营养指南》中推荐开展和应用握力测量，并指出应当开展进一步研究以验证握力与其他营养指标的关联。贾愚等对 109 名患者调查发现，握力与传统营养指标、炎症指标、残余肾功能指标均有一致性，提示握力在反映患者的肌肉、脂肪储备方面有较为重要的意义，尤其是其测量方法较其他方法简便，临床更为可行。

(五) 生物电阻抗分析

生物电阻抗分析(bioimpedance analysis，BIA)是一项简便的、非侵入性的、相对较经济、重复性好的检测方法。该技术诞生于 20 世纪 80 年代，工作原理是脂肪组织导电量不如含电解质的组织，可通过身体导电性或电阻程度计算人体脂肪含量、水含量，并测算肌肉组织所占比例。BIA 作为一种提供身体成分检测的技术在腹膜透析患者的营养评估中得到广泛应用，但 BIA 受身高和体重影响，且采用 BIA 评估透析患者瘦体质和脂肪体积更易受患者体内水负荷状态的影响。一般单频 BIA 主要用于评估机体脂肪体积和无脂肪体积，而多频 BIA 主要用于评估细胞外水占体内总水量的百分比。

(六) 营养不良的生化指标

1. 血清白蛋白和前白蛋白　建议每 6 个月监测 1 次。维持血清白蛋白≥35 g/L、前白蛋白≥300 mg/L。血清白蛋白能有效地反映腹膜透析患者的营养状态，推荐作为一种常规的监测指标，代表机体内脏蛋白质的储存,是预测腹膜透析患者死亡的危险因素。研究发现,血清白蛋白浓度每降低 1 g/L,患者腹膜透析技术失败的危险性增加 5%,住院天数也增加 5%,而死亡的相对危险性增加 6%。另外,Avram 等发现 CAPD 患者血清白蛋白每升高 10 g/L,患者的病死率下降近 60%。因此,建议血清白蛋白的目标值≥35 g/L。但是,血清白蛋白反映腹膜透析患者的营养状态尚欠敏感,其原因一方面是血清白蛋白水平受感染或炎症、脱水或水肿、经腹膜透析液或尿液丢失蛋白质和酸中毒等非营养性因素的影响;另一方面,血清白蛋白半衰期大约 20 天,不能灵敏反映患者营养状态。与血清白蛋白比较,血清前白蛋白与营养状态其他指标的关系更为密切,血清前白蛋白半衰期仅 2 天,能比血清白蛋白更敏感地反映患者营养状态和预测患者临床结果。Screedhara 等对 111 例血液透析和 78 例腹膜透析患者进行了为期 5 年的研究,发现血清前白蛋白水平<300 mg/L 时,血液透析患者死亡的相对危险性为 2.64,而腹膜透析患者为 1.8;如血清前白蛋白>300 mg/L 时,透析患者实际存活率和预期存活率均明显升高。建议血清前白蛋白的目标值≥300 mg/L。

2. **血清肌酐和尿素氮**　慢性肾功能不全时,肾小球滤过率下降,血清尿素氮和肌酐升高。腹膜透析时,血清尿素氮和肌酐主要经腹膜清除,残余肾也可清除部分肌酐和尿素氮。尿素氮大部分来源于蛋白质分解代谢产物,而肌酐大部分来源于肌肉中的蛋白质代谢,与肌肉群的多少相平衡。在透析时,血清肌酐和尿素氮不仅表示透析量,还分别反映肌肉蛋白和近期蛋白质的摄入情况。若两者同步变化,提示为透析充分性改变;如果肌酐下降而尿素氮升高,则可能是蛋白质的摄入增加所致。

3. **血清转铁蛋白**　血清转铁蛋白(transferrin,Tf)水平也是反映患者营养状况的指标,它比血清白蛋白更灵敏,在 PEM 患者中,Tf 往往降低,但经营养治疗后可升高。其浓度<2 g/L 提示营养不良。建议每 1~3 个月监测 1 次。

4. **血清胆固醇**　血清胆固醇(total cholesterol,T–Ch)与血清

白蛋白一样能反映内脏蛋白质状况,其值<3.9 mmol/L 表明蛋白质及能量摄入不足。血液透析患者的低血清胆固醇血症发病率较高,其值<2.6 mmol/L 者比介于 5.2~6.5 mmol/L 者的死亡危险性高出 42 倍。而腹膜透析患者第 1 年内 15%~30%有高胆固醇血症,血清白蛋白水平和极低密度脂蛋白、胆固醇水平呈阳性相关,胆固醇增加的机制与透析液中蛋白丢失有关。目前,有学者认为低血清胆固醇可能为促进 PEW 的危险因素。

5. 胰岛素依赖生长因子 在 ESRD 患者,胰岛素依赖生长因子(insulin-like growth factor,IGF)- 1 的代谢受到影响而降低,导致蛋白质合成下降而分解增加,营养状况发生改变。IGF - 1 与体重、上臂肌围、血清前白蛋白、血清白蛋白、瘦体质有关。因此,IGF - 1 可作为营养状况的客观指标,但尚未确定 IGF - 1 和血清前白蛋白的阈值,有人认为 IGF - 1<200 ng/ml,提示营养不良。

(七) 蛋白质营养状态评估方法步骤

(1) 测定患者身高、体重。

(2) 收集患者 24 小时尿量,测定尿液中尿素氮、肌酐浓度并计算其总排泄量,测定尿蛋白浓度并计算尿蛋白总排泄量。

(3) 收集患者 24 小时总腹膜透析排出液,测定其尿素氮、肌酐浓度并计算其总排出量,测定腹膜透析液蛋白浓度并计算其总排泄量。

(4) 评估当天清晨空腹抽取患者静脉血进行血清白蛋白或前白蛋白水平测定。

(5) 按上述公式进行相应的计算,得出 nPNA。

(6) 按上述方法进行人体测量。

(7) 综合 SGA、血清白蛋白或前白蛋白、nPNA、人体测量数据4 项指标进行分析,如 4 项指标均达到上述标准者视为营养状态良好。

三、PEW 的诊断标准

（1）生化指标如血清白蛋白＜38 g/L、血清前血清白蛋白＜300 mg/L（仅指透析患者，对慢性肾病 2～5 期患者应根据肾小球滤过率水平而定）、胆固醇＜2.59 mmol/L。

（2）非预期的 BMI 降低，如 BMI＜22（＜23，＞65 岁），体重下降（3 个月内＞5％或半年内＞10％）。

（3）肌肉量丢失（3 个月内＞5％或半年内＞10％）。

（4）饮食蛋白质和（或）热量摄入不足［透析患者 DPI＜0.8 g/（kg•d），或慢性肾病 2～5 期＜0.6 g/（kg•d），每日能量摄入（DEI）＜105kJ（25 kcal）/（kg•d）］，至少持续 2 个月以上。

（5）根据《国际肾营养和代谢学会专家共识》建议：上述 4 项指标必须满足 3 项方能考虑慢性肾病 PEW，其中体重下降和肌肉量丢失是最有价值的指标。

四、腹膜透析患者的营养管理

腹膜透析是一种连续性替代治疗，许多因素可影响透析患者的发病率和病死率，其中营养不良是导致患者发病率和病死率增加的重要原因之一，影响腹膜透析的成败。因此，腹膜透析时应对患者的营养状况进行严密监测，尽可能去除导致患者营养不良的因素，对已发生的营养不良应及时进行纠正，这对于成功进行腹膜透析具有十分重要的意义。

（一）患者教育

腹膜透析是居家进行透析治疗的方式。由于其治疗方式的特殊性，医务人员对患者整体治疗的依从性、理解水平、执行水平、居家生活方式、饮食方式与结构的了解与指导，是决定腹膜透析治疗成功的关键所在。因此,定期了解、指导、再培训患者,提高患者整体综合治疗水平是不断提高患者透析充分性、改善患者营养状态、减少透析并发症的关键环节。应定期(每月)对患者进行 1 次包括电话在内的指导与随访。

(1) 建立营养档案,按计划对患者定期进行营养评估,采用 3 日饮食日记进行膳食调查,参照食物成分表,利用慢性肾脏病食品交换份建议计算器逐项输入患者饮食的原料名称和重量,计算该患者每日饮食中蛋白质、热量及各营养素的摄入值,以寻找饮食营养摄入不足的原因。

(2) 根据营养评估结果对患者进行营养管理干预,采取个别培训和集体培训相结合的形式,对患者或家属进行营养管理相关知识教育,以提高患者及家属的认知和依从性。

1) 教育方式:采用宣传手册、彩页、展板、食物模具、DVD 放映、PPT 讲解、示范食谱等。定期举办肾友会,组织腹膜透析患者相互沟通,交流各自的经验以及营养管理中的问题。同时,建立网络支持平台,有效利用各种医疗资源,如微信公众号等。

2) 教育内容:①营养管理的目的、意义;②食物的营养结构;③腹膜透析营养不良的原因和后果;④铁剂和促红细胞生成素的应用等;⑤常用食物的成分、膳食摄入的计算、食品交换份法;⑥自我管理教育,让患者学会确定目标和解决问题的技巧;⑦自我监测方法,教会患者如何记录每日食谱和腹膜透析情况等。

3) 教育工具:为了便于患者的饮食摄入管理具有可操作性,给患者发放盐勺、油壶、米杯、食品用电子秤,并教会患者及家属正确使用。同时教会患者正确使用食物交换份法,以便患者根据个人喜好正确选择食物。

针对不同层次、受教育程度、接受能力和个体不同需求,制订合理的培训方案,进行有计划、有目标、有针对性的培训。通过教育,使患者及家属掌握自我管理的方法,了解营养管理的目的和意义、常用食物的成分、膳食摄入的计算、食品交换份法等知识,学会并自觉进行营养自我监测。

(二)去除诱因

1. **积极治疗并发症** 在腹膜透析时，一些伴发的疾病，如心力衰竭，急、慢性全身或局部感染，消化系统疾病等，可导致患者发生营养不良，应积极进行治疗。糖尿病常见的并发症是周围神经病变和自主神经病变导致的胃轻瘫，可影响饮食中营养成分的摄入，应将血糖控制在正常范围之内，必要时应用胃动力药。

2. **充分透析** 一项前瞻性研究显示，当 Kt/V 及肌酐清除率增加时，患者的 PNA 也显著增加，Kt/V 与 PNA 之间呈显著正相关，而血清白蛋白水平亦明显上升，说明透析充分与否可直接影响蛋白质摄入量。

一方面，充分透析能有效清除腹膜透析患者体内的尿毒症毒素，减轻胃肠道症状，改善食欲，纠正酸中毒及代谢紊乱，改善患者的营养状况；另一方面，可以有效地实现容量平衡。容量负荷过多是腹膜透析患者营养不良的重要原因之一。

根据美国《肾脏病患者生存质量指南》及我国专家共识推荐标准，总 Kt/V≥1.7，并且须针对每个腹膜透析患者的特点，制订个体化透析方案。因此，当腹膜透析患者的尿量减少时，提示患者的残余肾功能下降，此时应及时进行充分性评估，如患者不能获得目标透析量，可增加透析量，或者调整腹膜透析方式，以使患者达到目标透析量，提高透析的充分性，改善营养状况，降低腹膜透析患者并发症的发生率和病死率。

3. **纠正代谢性酸中毒** 对慢性肾衰竭的动物模型及尿毒症患者进行研究，发现代谢性酸中毒可增加蛋白质降解。因此，纠正代谢性酸中毒有助于腹膜透析患者改善蛋白质、氨基酸和骨骼代谢，改善营养状况。维持体内碳酸氢根浓度在 22 mmol/L 以上有助于改善患者的营养状况。为减少蛋白质的分解代谢，在酸中毒时应尽可能纠正代谢性酸中毒。

总之,应针对腹膜透析患者出现的营养不良问题,进行综合分析及评价,以制订合理的治疗方案,减少各种并发症的发生,达到提高患者生活质量和生存率的目的。

4. 改善微炎症状态 由于腹膜透析患者营养不良的发生与机体的微炎症状态有关,故控制炎症状态有助于改善营养不良。目前,临床很多药物已被证实具有抗炎症作用,可能对改善患者的营养状态有一定益处,如血管紧张素转换酶抑制剂、血管紧张素Ⅱ受体拮抗剂、他汀类药物、维生素 C 及抗生素等。此外,一种新型腹膜透析液的使用也被证实可以显著降低患者的炎症指标,并改善患者的营养状况。

(三) 积极营养管理

1. 提高蛋白质和热量摄入 维持性腹膜透析患者,蛋白质每日丢失量为 5~15 g,腹膜炎发作时蛋白质的丢失会进一步增加,透析不充分时毒素潴留和饮食蛋白质的摄入减少,使患者营养不良进一步加重。热量摄入的多少与蛋白质分解关系密切,CAPD 时如没有足够的脂肪和碳水化合物供能,会以蛋白质的分解为代价来补充热量。在常规 CAPD 时,从透析液葡萄糖吸收所产生的热量平均为 25.1 kJ(5.98 kcal)/kg,占总热量需要量的 19%。不足部分由饮食中的糖和脂肪进行补充。一般糖和脂肪供给热量的比值为 3∶1。由于终末期肾衰竭患者大多有明显脂质代谢紊乱,心血管疾病的发病率升高,故 CAPD 患者进食的脂肪应以不饱和脂肪酸为主。

根据美国《肾脏病患者生存质量指南》推荐标准,腹膜透析患者的热量摄入(DEI)为 146.44 kJ(35 kcal)/(kg·d)。如果患者年龄>60 岁,则 DEI 为 125.5~146.44 kJ(30~35 kcal)/(kg·d);DPI 为 1.0~1.2 g/(kg·d)。热量小于推荐量 80% 或蛋白质小于推荐量 90% 为摄入不足。

腹膜透析患者饮食要求:①选择高生物价蛋白质,占 60% 以上,主要是动物蛋白如瘦肉、牛奶、鸡蛋等。②摄入足够的碳水化合物,尽量少食高糖食物,长期高糖刺激可诱发糖尿病。③鼓励患者摄入含不饱和脂肪酸多的植物油,以利于降低胆固醇、三酰甘油。④对有水肿、高血压和少尿者要限制盐的摄入,一般宜 2～3 g/d。为避免体内水分积累,每天水分摄取量为 500 ml＋前一天尿液排出量＋全天腹膜透析超滤量。⑤适当补充水溶性维生素和锌,限制含磷高的食物。⑥钾的摄入应根据血钾水平而定,因腹膜透析液中不含钾,且每次交换都有钾的排出,一般不需限制钾。如果患者食欲差,常可发生低血钾,应推荐高钾饮食或补充钾制剂。⑦应采用低磷饮食,腹膜透析患者常采用高蛋白质饮食,较难限制磷摄入,可适当服用磷结合剂。建议服用不含钙的磷结合剂。⑧适当补充钙和维生素 D_3。维生素 D_3 能促进钙吸收,防止骨质疏松,改善肌无力和肌痛。

2. 维生素和微量元素的补充　在腹膜透析时,有多种维生素和微量元素的丢失,而这些微量元素与蛋白质、糖和脂肪代谢有关,有必要进行补充。

腹膜透析时,饮食摄入不足及透析液丢失,可使维生素缺乏,尤以水溶性维生素为明显,主要是 B 族维生素。建议 CAPD 患者每天补充维生素 B 30～40 mg,维生素 B_6 10～15 mg,叶酸 0.5～1 mg,维生素 C100～200 mg。维生素 D 也不应常规使用,如果有明显的高磷低钙,应首先将磷降至 1.75 mmol/L 以后再使用。维生素 E 作为氧自由基廓清剂具有抗氧化作用,在尿毒症患者中维生素 E 水平往往是正常或稍高的。尚无报道表明肾衰竭患者有维生素 K 的缺乏。因而 CAPD 患者没有必要补充维生素 K 和维生素 E。

透析中有铁蛋白的丢失,贫血患者应适当补充铁剂。锌能够改善患者的味觉异常和食欲,提高男性患者的性功能,因此补充锌对患者是有益的。

3. 去除影响食欲及导致营养不良的可逆因素和药物　如腹膜透析液灌入腹腔,抬高横膈引起患者腹部饱胀、食欲缺乏,可指导患者餐前将腹膜透析液引流出来,餐后 30 分钟再灌入腹膜透析液,改善厌食症状。铁剂治疗贫血时可引起恶心、呕吐,指导患者服用铁剂应在餐后或餐中服用,可减轻不良反应。

4. 复方α-酮酸制剂的应用 研究发现,腹膜透析患者每天摄入蛋白质 0.6~0.8 g/kg 辅以 α-酮酸治疗,可有效保护患者残余肾功能,同时可避免出现营养不良和炎症,因而口服补充必需氨基酸可能为预防和治疗患者营养不良的有效方法。在透析治疗期间加用 α-酮酸,可补偿透析时通过腹膜丢失的氨基酸,以减少蛋白质分解代谢,维持氮平衡,防止蛋白质营养不良。此外,复方 α-酮酸制剂含有钙离子,具有结合磷的作用,可以在透析患者并不限制蛋白质饮食及磷酸盐的情况下降低血磷及 PTH 水平。

5. 胃肠道外营养疗法 对重症营养不良或高分解状态透析患者,透析期间可由静脉输注营养液补充热量及供机体蛋白合成必需氨基酸,或输注白蛋白、血浆制品或肾必胺,以补充蛋白质及必需氨基酸,其主要用途是预防营养不良。

总之,营养管理是一项长期而艰巨的任务,加强营养管理对提高 CAPD 患者的生活质量具有重要意义。科学的营养管理可以改善 CAPD 患者的营养状态,提高其生活质量。营养管理和指导对改善患者的饮食依从性、营养状态和生活质量具有积极的影响。

第六节 与腹膜透析相关的其他并发症

一、腹膜透析失衡综合征

腹膜透析失衡综合征早在 20 世纪 90 年代初期发现,在刚开始进行腹膜透析时,患者可出现抽搐、意识丧失等。患者血压正常,无低钠,与腹膜透析前比较,血钙无明显降低,静脉补充钙剂后不能纠正。停止腹膜透析后,患者症状逐渐好转。腹膜透析患者出现的此种情况少见报道。因此,将此种并发症命名为腹膜透析失衡综合征。

腹膜透析失衡的发生机制可能与血液透析失衡相同,即腹膜透析刚开始时,由于透析剂量较大和交换周期较短,使血中较高的溶质清除较快,而脑组织、脑脊液中的尿素及其他毒素受血脑屏障限制,下降较缓慢,由此形成了血浆及脑脊液间的渗透浓度差,造成水分快速进入脑组织使颅内压升高或脑脊液压力增高,引起脑水肿。停止腹膜透析或减少腹膜透析剂量使血管内溶质的清除暂时停止或减缓,使脑细胞内外渗透压达到平衡,纠正脑细胞内水肿,此时症状消失。

二、食管反流

腹膜透析时,大量腹膜透析液灌入腹腔,腹腔内压力升高,使食管下端贲门处压力升高,导致食管下段痉挛,从而发生食管反流。部分 CAPD 患者发生腹胀、反酸、呃逆等症状。应行食管测压、腹部 B 超、电解质检查。可应用甲氧氯普胺(胃复安)、多潘立酮(吗丁啉)及西沙必利等胃动力药物。必要时减少每次腹膜透析液交换量,待患者症状消失后酌情增加透析液交换量。

三、肠穿孔

该并发症较罕见,常与腹膜透析导管有关。腹膜透析时,透析导管长时间压迫小肠壁,导致小肠出现压迫性坏死,从而发生小肠穿孔。患者常出现渐进性腹痛但不如急性腹膜炎剧烈,可能与溢出的部分肠液被大量腹膜透析液稀释有关。腹膜透析患者出现腹膜炎时,应排除该并发症的可能。一旦确诊,需外科手术处理。此外,肠血管发育不良、缺血性结肠炎、盲肠憩室炎等也可导致病变肠道出现穿孔。腹膜透析患者出现肠穿孔并发症后预后欠佳,病死率较高。

长期腹膜透析患者出现肠穿孔后症状与腹膜透析相关性腹膜炎相似，两者难以鉴别，临床应该引起高度重视。如患者出现腹膜炎表现，治疗 24～48 小时后症状加重或症状改善不明显，应高度考虑肠穿孔。

四、胰腺炎

腹膜透析患者并发急性胰腺炎少见。腹膜透析时，腹膜透析液通过网膜孔进入胰腺所在部位的小网膜囊中，透析液中的某些成分，如高渗糖、细菌产物及某些毒性物质、透析液低 pH 等可刺激胰腺，可引起急性胰腺炎。此外，高三酰甘油血症、补钙或给予维生素 D_3 所致高钙血症也是急性胰腺炎的危险因素。临床主要表现为腹痛、体温升高伴恶心、呕吐等全身症状，并可反复发作。有时急性胰腺炎的诊断比较困难，常误诊为腹膜透析相关性腹膜炎，临床上应引起高度重视。如患者拟诊为腹膜炎，但病原菌检查为阴性，且腹痛局限在上腹部时应考虑有急性胰腺炎的可能。可测定患者的血、尿淀粉酶。如血淀粉酶高达正常值的 8 倍以上则有诊断价值，轻度增高则很难与慢性肾衰竭本身所致的血淀粉酶升高鉴别。

五、透析相关性淀粉样变

透析相关性淀粉样变（dialysis related amyloidosis，DRA）是慢性肾衰竭和长期肾脏替代治疗的主要并发症之一，严重影响透析患者的生活质量。DRA 与 β_2 微球蛋白在骨和关节沉积有关，表现为腕管综合征、破坏性关节病变、软骨下骨侵蚀和囊肿，血液透析患者常见，腹膜透析患者也可发生，但不如血液透析患者多见。

（一）临床表现

1. 腕管综合征（carpal tunnel syndrome，CTS） 淀粉样物质沉积在腕关节屈指肌腱群的滑膜性腱鞘内，伴腱鞘炎，影响正中神经的功能。主要表现为正中神经支配区域疼痛、麻木及感觉障碍，以夜间为明显。老年透析患者多见，长期血液透析患者发生率较高，腹膜透析患者罕见。

2. 淀粉样关节病变 淀粉样物质可沉积于骨关节，导致骨关节病变。最常受累的部位为腕、膝、髋、颈椎等部位。淀粉样物质沉积在手屈指肌腱近端掌指关节水平，发生狭窄性腱鞘炎指间关节不能顺利屈伸，活动时出现关节弹响。淀粉样物质沉积在颈椎的部位主要为C4、C5、C6，可出现颈椎狭窄，表现为颈椎病，严重时威胁患者生命。其他关节受累时可出现骨侵蚀、关节腔狭窄等破坏性病变滑膜炎、软骨下骨侵蚀和囊肿形成。患者表现为关节肿胀、疼痛、麻木和活动受限，有些患者可出现病理性骨折。

（二）诊断

慢性肾功能不全或长期透析患者出现上述临床表现时应高度考虑 DRA 的可能。定期进行骨关节 X 线、CT 和 MRI 检查，可早期发现 DRA。活检可确诊，从病变部位取组织进行刚果红染色，可发现淀粉样物质。此外，电镜检查可发现直径 6～12 nm 的淀粉样纤维按一定方向排列。

（三）治疗

1. 药物治疗 包括非类固醇类抗炎药、类固醇类抗炎药及蛋白分解酶等。

2. 手术治疗 由于淀粉样物质在骨关节的沉积，可使骨关节的结构和功能发生改变，从而严重影响透析患者的生活质量，严重的可威胁患者的生命。如药物治疗无效，应进行手术治疗，可采用腕管切开术和关节镜下滑膜切除术等手术方式。

3. 肾移植　由于 β_2 微球蛋白主要由肾脏降解和排泄,因而肾移植可消除 DRA 的临床症状,为 DRA 的根治方法。然而,目前还不清楚肾移植是否能清除已沉积的淀粉样物质,且移植肾也可发生淀粉样变。

六、水、电解质及酸碱平衡失调

(一) 水钠代谢障碍

腹膜透析患者血钠水平与水、钠盐的摄入量及透析清除量有关。一般来说,腹膜透析时水清除量超过钠的清除量,可引起相对的高钠血症,增加血浆渗透压,刺激抗利尿激素(antidiuretic hormone, ADH)分泌,产生口渴,患者通过饮水或腹膜透析液的转移使血浆渗透压恢复正常。水分摄入过多、大量静脉输液或使用低钠透析液,可能造成水潴留或低钠血症,常见于婴幼儿腹膜透析患者。长期腹膜透析患者血浆渗透压大部分时间内均低于正常水平。患者发生水钠代谢障碍时,可通过调整饮食、补液及从透析液中增减某些成分,以维持正常血浆渗透压。此外,腹膜炎、使用生物不相容性透析液和腹腔内用药等可使腹膜结构和功能改变,部分患者可能出现腹膜超滤功能减退,导致水钠潴留。此时,应调整透析方案或改行其他透析方式。

(二) 钾代谢障碍

1. 低血钾　10%～36%CAPD 患者可出现低钾血症。导致低钾血症的常见原因包括:①使用低钾或无钾透析液透析,透析液中钾持续丢失;②呕吐、腹泻使钾丢失;③糖尿病腹膜透析患者使用胰岛素治疗,由于胰岛素代谢作用,导致细胞外钾向细胞内转移;④腹膜透析患者透析不充分引起厌食、恶心及呕吐等消化道反应或中枢性厌食,饮食摄入减少,导致饮食钾摄入不足;⑤碱性药物用于纠正腹膜透析患者存在的代谢性酸中毒时,钾由细胞外向细胞内转移等。

此外,营养不良和较多并发症也是低钾血症的高危因素。据报道,腹膜透析患者低钾血症可促进肠道细菌过度生长,这可能与腹膜炎的发生有关。有学者发现,低钾血症是腹膜透析患者肠杆菌科细菌性腹膜炎的独立危险因素。因此,对于有低血钾危险因素的腹膜透析患者,应严密监测血钾,并及时纠正低钾血症。

2. 高血钾 腹膜透析患者偶可出现高钾血症,急性透析更为常见,其原因是糖原的分解,细胞内钾的释放。此外,胰岛素缺乏,某些药物,如转换酶抑制剂、受体阻滞剂的使用,能影响肾脏排泄钾。对于高钾血症的处理应根据患者具体情况而定。首先应经常对血钾浓度进行监测,无症状患者血钾浓度应维持在 $3\sim3.5$ mmol/L。服用地高辛或有心律失常的患者血钾浓度应维持在 3.5 mmol/L 以上。根据血钾浓度调整透析液中的含钾量,如透析液中加入 20 mmol/L 氯化钾,平均可在 $2\sim3$ 小时内增加血钾 0.4 mmol/L。

(三)酸碱平衡失调

肾功能正常时肾脏通过酸排泄和重吸收碳酸氢盐以维持酸碱平衡。肾衰竭时,这些功能减退或丧失,常出现代谢性酸中毒,故透析液中加入碱性缓冲液已成为常规治疗。腹膜透析患者可出现代谢性或呼吸性碱中毒,特别是在高血糖或用高渗透析液透析,细胞外液减少时出现。

七、疝及腹壁会阴部水肿

(一)疝

疝是腹膜透析常见并发症,腹膜透析半年以上时,老人及儿童的发病率明显高于青壮年。腹膜透析患者腹内压增加是引起疝的重要原因。既往有疝病史患者应在腹膜透析之前进行手术修复。

1. 分类

（1）腹股沟疝：包括腹股沟直疝和斜疝。腹股沟直疝的主要表现为，患者直立时在腹股沟内侧端及耻骨结节上外方出现一半球形肿块，无疼痛及其他症状，极少发生嵌顿。腹股沟斜疝可分为可复性、嵌顿性及绞窄性斜疝。

（2）股疝：多见于中年以上妇女，股疝的发生率约占腹外疝的5%，较易发生嵌顿。易复性疝症状轻微，肥胖者更易被忽略。部分患者仅在久站或放入透析液时感患处胀痛。发生嵌顿时局部疼痛明显加重，并出现机械性肠梗阻的表现。股疝应与腹股沟斜疝及腹股沟区的脂肪瘤及肿大的淋巴结相鉴别。

（3）切口疝和脐疝：切口疝发生于腹壁置管切口部位。主要是由于营养不良或缝合技术缺陷所致。切口疝主要表现为腹壁切口处逐渐膨隆，站立及用力时明显。因疝环较大很少发生嵌顿。脐疝多发生于少儿，也见于中年经产妇。对于切口疝和脐疝的患者，均应鼓励佩戴弹力腹带。

2. 原因　①各种原因导致患者腹壁薄弱。②手术置管时选用腹正中切口。③腹直肌前鞘缝合不紧密。④腹膜透析时腹内压升高、站立位、大容量透析液以及高渗透析液的使用。⑤患者营养状况差，切口愈合不良。

3. 诊断　①腹壁局部膨隆，当腹膜透析液放入时，局部膨隆更加明显。②如局部膨隆不明显，可让患者站立或做一些增加腹部压力的动作，则疝突出更明显。③如果没有嵌顿，一般可以回纳。

4. 辅助检查　①超声检查可区别管周疝和血肿、脓肿等肿块。疝呈固体表现，其他则呈液体表现。②必要时可行腹部CT检查，以明确并定位，见造影剂通过疝囊进入腹壁。③腹股沟疝行超声或CT检查时，应包括生殖器，以便与阴囊水肿鉴别。

5. 预防　①避免长时间做咳嗽、负重、屏气等增加腹压的动作。②置管手术时选择旁正中切口，并严密缝合前鞘。③避免大容量腹膜透析液留置腹腔,除非病情必须。④术前询问相关病史,进行详细体格检查。如有疝,应在置管手术前加以修补。

6.治疗

(1)一般需要外科手术修补。

(2)如果疝不能回纳或有疼痛,考虑嵌顿疝,则需紧急手术。嵌顿疝有时会引起透壁性渗漏和腹膜炎,因此,任何表现为腹膜炎的患者应及时检查是否存在嵌顿疝。

(3)外科修补时使用补片进行无张力修补缝合。

(4)外科修补后,尽可能降低腹腔内压力,以促进愈合。①如果患者有较好的残余肾功能,可以酌情暂时停止透析2~4周,期间密切观察患者的尿毒症症状和有无高钾血症及酸中毒。②如需要透析,应取卧位,在2~3周内减少留腹容量。可采用低剂量的持续非卧床腹膜透析(CAPD)或间歇性腹膜透析(IPD),行腹膜透析治疗时取仰卧位或半卧位,以减少腹腔压力。有条件的可以行自动腹膜透析(APD),透析剂量根据患者手术前情况,从小剂量开始。

(5)如果患者太虚弱无法手术或拒绝手术,给予疝气带或腰带束腹并限制活动;无效并严重影响腹膜透析时,可改行血液透析或者肾移植。

7.管理　①患者置管前,应完善透析前评估,对于已经存在腹壁疝的患者,应手术修补后再行置管。如病情较重,需要紧急透析的患者,可选择血液透析治疗。②置管后应加强宣教,指导患者正确使用腹压的方法,减少腹壁疝的发生。③指导患者正确识别腹壁疝的表现,如有发现,及时就诊。④行疝修补手术后过渡期的患者,应严密监测肾功能及电解质,加强饮食宣教,避免高钾血症的发生。⑤对于行腹壁疝修补手术的患者,应在其腹膜透析档案中详细记录手术时间、疝的种类及转归等事项。

(二)腹壁会阴部水肿

腹壁会阴部水肿是腹膜透析的并发症之一。多发生于腹膜透析置管术后开始进行腹膜透析的 2 周内。其发生的原因主要是腹膜透析液渗漏。

1. 原因　①腹膜荷包缝扎缺陷；②荷包针眼过大或腹膜撕裂；③腹膜透析管腹壁段破损；④腹内高压腹膜透析液经睾丸鞘膜隙进入睾丸鞘膜腔内引起男性阴囊壁水肿，女性阴唇水肿。⑤腹膜透析液通过腹壁的缺失，沿着腹壁下方引起包皮和阴囊的水肿。

2. 诊断　①临床表现：腹膜透析液注入后会出现会阴部疼痛伴肿胀。②腹部 CT 检查发现造影剂于会阴区聚集，并可明确病因，有助于治疗。

3. 治疗　①暂停腹膜透析或小剂量腹膜透析 1～2 周，卧床并抬高患处。②手术缝合缺失部位。③如果必须透析，可改为临时血液透析或采用低剂量 CCPD 卧床透析。

八、胸腔积液

胸腔积液是腹膜透析并发症之一，多数为右侧，女性患者多见。

1. 主要原因　①腹膜透析超滤量减少使体内水分排出减少；②患者机体抵抗力较差，易合并结核性胸膜炎；③患者横膈先天性缺陷，构成胸腹交通或腹膜透析液注入腹腔使腹内压增加，横膈的薄弱处破裂所致，胸腹交通常在右侧；④腹腔内腹膜透析液经膈淋巴管进入胸腔。

2. 临床表现　①临床表现多样，从无症状到严重的胸闷、气促均可发生；②使用高渗透析液会增加腹内压，从而使症状加重；③胸腔积液绝大多数出现在右侧。

3. 诊断　亚甲蓝（美蓝）试验阳性：腹腔内注入亚甲蓝，抽胸腔积液检查如发现胸腔积液蓝染即可确诊为胸腹交通所致的胸水。胸腔积液的穿刺引流，葡萄糖浓度远高于血糖浓度。其他呈漏出液特点。胸部 X 线检查可诊断胸腔积液，并可评估病情，指导治疗。

4. 预防　①避免长时间咳嗽、负重、屏气等增加腹腔内压力的动作;②避免大容量腹膜透析液留置腹腔,除非病情需要。

5. 治疗 ①如影响呼吸,应暂停腹膜透析,必要时行胸腔穿刺,引流液体;②有条件时,可手术修补膈肌或使胸膜闭塞(胸膜固定术);③极少数情况下,透析液本身作为一种刺激物,可引起胸膜粘连固定,患者在1~2周后可恢复腹膜透析;④行腹内压较低的腹膜透析(坐位或半卧位、低容量)可避免复发。

6. 管理 ①加强患者的教育,指导患者正确使用腹压的方法;②告知患者,如发生腹膜透析超滤量突然大量减少,应暂停腹膜透析,联系腹膜透析中心,进一步完善检查;③做好资料的登记工作。

九、透析低血压

由于高渗透析液的使用,可引起体内液体骤减而出现低血压,尤其在老年患者较常见。部分低蛋白血症患者甚至在等渗透析液使用时也能超滤出大量液体,出现明显的低血压。尤其是低蛋白水肿的患者,有效血容量不足,更易出现低血压。低转运患者由于溶质转运速度较慢,脱水效果较好,且由于毒素清除不充分,导致患者出现消化系统症状,饮食摄入减少,也容易导致患者出现低血压。此外,部分透析患者出现透析相关性腹膜炎或其他部位严重感染,也可能出现低血压。

出现低血压者应停止透析,补充血容量,提高胶体渗透压,而不应盲目使用血管活性物质。在补充足够循环血容量基础上,如患者仍有低血压,可根据患者具体情况酌情使用血管活性药物。

十、血性透出液

1. 常见原因 ①置管操作中对腹膜及网膜血管的损伤;②患者剧烈咳嗽,腹内压升高使腹膜破裂,损伤腹膜血管;③女性患者月经周期的生理情况(逆行月经、排卵引起的周期性出血)或卵巢囊肿破裂、黄体囊肿、卵泡囊肿；④腹腔慢性炎症粘连后粘连带破裂出血等。

2. 处理　通常采用冷的腹膜透析液进行透析，使用腹带保持一定的腹内压，必要时使用止血药。如无效，应请外科医师协助探查止血。女性月经期内发生的血性透析液，无需处理。

十一、乳糜性透出液

透出液呈乳白色，患者无腹痛及发热，透析液常规可有极少的白细胞，细菌培养阴性，乙醚试验阳性。多数情况下与静脉补充白蛋白或进食动物高蛋白或高脂饮食有关，或腹腔淋巴管内的乳糜液漏出所致。

（袁　立）

第十二章

特殊腹膜透析患者的管理

　　腹膜透析能够均衡有效地清除体内潴留的钠盐、水，有益于改善心功能，有效保护残余肾功能，具有经济、方便、安全的特点，已被越来越多 ESRD 患者接受。由于血管通路建立困难等多方面因素，儿童及老年患者进行血液透析难度相对大，腹膜透析成为 ESRD 患儿及老年患者极其重要的维持生命的治疗方法。但对儿童、老年人及糖尿病肾病患者行腹膜透析具有特殊性，给护理带来一定挑战。一方面，腹膜透析液本身为高浓度葡萄糖溶液，使糖尿病肾病患者的血糖更难控制，而糖尿病患者长期以来养成的多饮、多食的习惯，使水、盐控制更加困难，更容易出现容量负荷过重、高血压难控制、合并感染等并发症。另一方面，儿童及老年患者不具备自我照顾的能力，对其培训的同时更要关注家庭照顾者的依从性。长期的照顾任务给患者及家庭带来生理、心理和经济负担，护士应根据该人群的特殊性实施不同的护理措施，以减少透析相关并发症，提高患者的生活质量。

第一节 儿童腹膜透析患者的管理

一、概述

腹膜透析是治疗急性肾损伤和慢性肾衰竭的有效肾脏替代治疗方法之一。IPD 模式主要用于急性腹膜透析的患儿;对儿童慢性肾衰竭来说,腹膜透析是 ESRD 患儿透析治疗的首选方式,其技术相对简单,不需要维持性血液透析所需的长期血管通路,因为长期血管通路的维护对于婴幼儿来说更为困难。腹膜透析的方式包括 CAPD 和各种模式的 APD。CAPD 和 APD 均可为 ESRD 患儿提供有效、持久的透析。

二、儿童腹膜的生理特点

腹膜是人体内面积最大的浆膜,儿童因其腹膜总面积较成人大(每千克体重腹膜面积为成人的 2 倍),即单位有效滤过面积大,且极少因血管硬化导致腹膜毛细血管改变,因此较成人能更有效地清除溶质;虽然儿童腹膜对葡萄糖的吸收率较成人高,但由于儿童腹膜总面积相对较大,因此仍然有较好的超滤效果。此外,儿童腹膜透析的处方需根据儿童的体表面积计算每次的灌入量,即充分地考虑儿童的腹膜面积、接触面积以及腹膜毛细血管的面积。

三、临床应用指征

(一)透析开始时机

1. 慢性肾衰竭腹膜透析指征

(1)《美国肾脏病基金会肾脏病临床实践指南》(The National Kidney Foundation-Kidney Disease Outcomes Quality Initiative, NKF - K/DOQI)中推荐,当 eGFR<9 ml/(min・1.73 m^2),或每周 Kt/V<2.0

时应开始透析。

（2）当患儿出现水钠潴留、高血压、高血钾、高血磷、酸中毒、生长障碍、尿毒症所致的神经症状和持续的难以控制的营养不良时，应及早透析治疗。

2. 急性肾衰竭或肾损伤腹膜透析指征

（1）少尿或无尿的急性肾衰竭，需要清除多余的水分和电解质，以利药物及营养供给。

（2）过度水钠潴留导致充血性心力衰竭、脑水肿、肺水肿及严重高血压。

（3）严重代谢紊乱，血钾≥6.5 mmol/L，难治性的代谢性酸中毒、高磷血症。

（4）肌酐清除率较正常下降＞50%，或高分解代谢，即每天尿素氮上升≥14.3 mmol/L，肌酐上升≥17 μmol/L。

（5）有明显尿毒症症状，伴有精神神经症状或出血。

（6）异型输血，游离血红蛋白≥800 mg/L。

（7）急性药物、毒物中毒。

（二）禁忌证

1. 绝对禁忌证　包括：脐疝、腹裂、膀胱外翻、膈疝、腹膜腔缺失或腹膜无功能。

2. 相对禁忌证　包括：①即将进行/最近进行大型腹部手术；②无合适的居家照顾者；③严重心肺功能不全。

四、护理

腹膜透析专职护士、医师应与患儿及其家属进行沟通，向大龄患儿和家属讲述腹膜透析与血液透析的原理、适应证和禁忌证等，评估患儿及其家庭成员的心理状况、经济状况、家庭住房、家庭支持情况以及有无合适的家庭照顾者，共同商讨确定符合患儿情况的最优治疗方式。

（一）术前准备

1. 患儿准备

（1）皮肤清洁：术前沐浴，用乙醇棉球消毒脐部及脐周皮肤，无需备皮，更换清洁衣裤，注意保暖。

（2）肠道准备：全麻患儿术前禁食 6 小时，予开塞露通便 1 次，排空大、小便。

（3）术前遵医嘱应用抗生素，术前 1 小时和术后 6～12 小时。

（4）详细了解病史，协助做好各项术前检查，除三大常规外，还需进行鼻咽拭子检查，了解患儿及家属鼻咽部带菌情况。如有感染，先进行治疗。

（5）参与外科医师手术会诊讨论，商讨出口处定位、方向、腹膜透析管尺寸。导管出口避开腰带位置，对于婴幼儿应在尿布或尿裤之上，大龄儿童应避开皮带的位置，外出口的方向应朝下，减少出口的感染，并降低透析管相关腹膜炎发生的危险。

2. 物品准备（带入手术室）

（1）导管选择：按照年龄、身高、体重选择，插入腹内段长度相当于患儿脐至耻骨联合的距离。标准儿童腹膜透析导管：双 cuff，导管总长 30 cm，腹内段长 12 cm，适用于大多数的患儿；体重＜3 kg 的婴儿需用单 cuff 透析导管：导管总长 30 cm，导管末端与 cuff 的距离 14.5 cm；6 岁以上、体重＞30 kg 的儿童，可以应用成人型腹膜透析导管。

（2）腹膜透析外接短管。

（3）根据年龄选择大小合适的腹带。

（4）1.5% 腹膜透析液 2 L（加热至 37～38℃）。

（5）腹膜透析聚维酮碘帽。

（6）电子秤。

（7）钛接头。

（8）蓝夹子。

（二）术中配合

导管置入后，给予小剂量 1.5%腹膜透析液冲洗导管（10 ml/kg），直至透出液清亮或至少 3 个循环。检查导管是否通畅，观察腹膜透析液的引流情况以及出口周围有无渗漏。

（三）术后短期护理

（1）术后卧床休息 24 小时，第二天可轻微活动，避免剧烈活动。

（2）减少腹内压，防止渗漏。保持安静，避免哭吵；适当止痛；保持大便通畅；注意保暖，防止感冒，避免咳嗽；早期透析予仰卧位。

（3）最初 2～3 周，每周更换 1 次敷料。用 0.9%氯化钠溶液或复合碘清洗消毒出口处，避免使用含有乙醇的消毒液。如渗血、渗液，及时更换敷料，保持出口处干燥。术后第 1 次换药做出口处拭子培养，检测有无致病菌定植。

（4）确保导管固定良好，避免牵拉、移位、脱出，将导管多点固定于腹部，保持通畅。肝素每周通管 1 次（肝素 10 mg＋0.9%氯化钠溶液 20 ml），婴儿推荐每天进行腹膜透析导管冲洗。

（四）术后长期护理

1. 环境准备：将患儿安置于腹膜透析房间，含氯消毒液拖地，擦拭床单位，更换清洁床单，紫外线消毒 45 分钟。减少人员的走动，允许一位家长陪护，预防呼吸道感染，并做好陪护人员手卫生的培训。

2. 心理护理：腹膜透析是个长期的、漫长的治疗过程，家长对术后长期治疗的效果、巨额治疗费用、如何居家照顾腹膜透析的患儿以及年长的患儿担心自己将来的学业和生活等情况会有较大的心理负担。手术前应向家长和年长患儿进行耐心的解释工作，讲解腹膜透析的相关知识及其重要意义，让患儿和家属了解医护人员除了对其有相应的透析相关培训、考核、电话回访、家访外，还会定期组织肾友会,以取得相互的信任,从而配合治疗和护理;对于不配合的患儿,积极查找不配合的原因,针对不同的原因,采取不同的办法积极解决,如通过介绍年龄相仿的腹膜透析患儿和家庭相互认识,相互传授透析心得;采取 APD 者,白天正常活动,减少对患儿生活的影响;请社会工作者或者志愿者在住院期间给患儿复习功课;请已经行肾移植的患儿或家属与透析患儿或家属沟通交流,鼓励其树立战胜疾病的信心。

3. 导管的护理

(1) 保持导管在自然位置,防止弯折导管,"始终"固定导管,可借助腰带。避免导管接触锐器。

(2) 钛接头处用无菌纱布加以包扎固定,避免患儿产生好奇心理,触摸钛接头而引起松动。每周消毒更换 1 次。

(3) 腹膜透析短管每半年更换 1 次。如发生腹膜炎,待感染控制后更换并记录更换时间。如发现短管有裂隙或导管脱落,应立即停止治疗,更换外接短管。

(4) 每天腹膜透析结束后更换新的聚维酮碘帽。

4. 出口处护理

(1) 每天或隔天换药 1 次,复合碘棉球消毒,螺旋式从内而外 2 次,待干后用无菌纱布或非封闭性无菌干燥敷料覆盖。

(2) 严格执行无菌操作,注意手卫生,换药时患儿须戴口罩。

(3) 出口处观察:正常出口为导管周围皮肤,颜色正常,无疼痛、硬结、发红、渗液和肉芽肿。如有结痂,不要强行揭掉,可用 0.9% 氯化钠溶液软化;有分泌物者,需做出口处分泌物培养,增加换药的次数,每天换药 2 次。

(4) 无感染患儿置管术后 6 周可淋浴,不可坐浴,淋浴时用造瘘袋保护出口,淋浴后及时换药,保持皮肤清洁。

(五) 饮食护理

儿童处于生长发育期,对蛋白质、热量及其他营养物质需要量大。尿毒症患儿食欲相对较差,透析引起蛋白质的丢失,因此饮食干预非常重要。患儿的食欲和饮食行为在不同的年龄阶段不一样,结合患儿的饮食习惯和营养生化指标,定期给患儿及居家照顾者提供饮食建议。蛋白质的摄入量需根据实际年龄,建议每天摄入量加预期的透析蛋白质丢失量(表12-1),同时补充足量的维生素、电解质及微量元素才能满足儿童生长发育所需。低磷摄入,预防继发性甲状旁腺功能亢进,循环血容量过多和水肿的患儿应限制盐的摄入,可以使用调味品如醋、五香粉、大蒜、洋葱、香菜来增加食物的口感。通过常见食物各成分含量的量表和模型,宣教和培训患儿及其居家照顾者掌握饮食合理摄入量,包括蛋白质、热量、水、磷、钾、钠的摄入和控制。

表 12-1　腹膜透析患儿蛋白质摄入量

年龄	0~6 个月	7~12 个月	1~3 岁	4~13 岁	14~18 岁
蛋白质摄入[g/(kg·d)]	1.8	1.5	1.3	1.1	1.0

(六) 药物指导

指导腹膜透析患儿正确服用药物,确保药物的效果,如磷结合剂和 α-酮酸需要在进餐时服用,否则无效;促红细胞生成素需要放置在冰箱,否则影响药物疗效。降压药物的服用需要在监测血压的情况下进行调整。

(七) 腹膜透析相关性并发症的护理

腹膜透析相关并发症包括感染性并发症和非感染性并发症。

1. 感染性并发症　腹膜炎和导管出口/隧道感染。腹膜透析患儿因年龄小,生活不能完全自理,抵抗力低,腹膜炎的发生率较成人高。

(1) 腹膜炎的诊断标准同成人。

(2) 临床一旦考虑腹膜炎,应早期诊断,留取透出液标本,行细胞计数及分类、革兰染色、细菌培养及药敏检查。

（3）为减少脓性分泌物的粘连，予 1.5％腹膜透析液注入腹腔，快速冲洗后腹腔内注入负荷剂量的抗生素（须覆盖革兰阳性菌和阴性菌）留腹 6 小时，然后给予维持剂量抗生素加入透析液治疗。根据细菌培养结果，决定抗生素应用疗程。

（4）分析患儿发生腹膜炎的原因，重新评估、培训和考核患儿或居家照顾者，腹膜透析各项操作技术的再培训及对居家腹膜透析环境的再评估。

2. 非感染并发症　非感染并发症包括腹膜透析导管功能障碍，如导管移位、导管堵塞；腹腔内压力增高所致的疝、渗漏；糖、脂肪代谢异常；腹膜功能衰竭；营养不良；心血管并发症；钙、磷代谢紊乱等并发症，其中导管移位较常见。

（1）导管移位的原因：手术相关原因，包括导管置入位置不当；导管引出时皮下隧道方向不当；肠蠕动异常，如便秘、腹泻；伤口愈合前反复牵拉腹膜透析导管。

（2）导管移位的诊断：腹膜透析液单向引流障碍。腹膜透析流出液量减少、流速减慢或停止。辅助检查：立位腹部平片显示腹膜透析导管移位，不在真骨盆内。

（3）导管移位的预防和处理：①注意术前排空膀胱、置入导管时避开大网膜，导管末端置于盆腔处；②导管引出时皮下隧道方向正确；③选择恰当的置管位置；④避免肠蠕动异常和腹腔压力增高的因素；⑤避免电解质紊乱导致肠蠕动异常；⑥积极治疗慢性肠炎；⑦保持大便通畅，多食蔬菜，适当活动，避免长时间下蹲或剧烈咳嗽等。一旦发生导管移位影响透析治疗时，须手术重新置管。如不影响腹膜透析引流，可暂不处理。

五、儿童标准腹膜透析平衡试验

由于目前国内没有专门采集所有腹膜透析引流液的引流袋，利用 2 L 腹膜透析液的双联系统,排空透析液袋,再利用加药口抽取 0、2、4 小时的引流液标本化验,具体步骤如下。

（1）前夜 2.5%腹膜透析液留腹 8～12 小时。

（2）准备 2.5%腹膜透析液 2 L,加温至 37℃。

（3）患者取坐位,在 20 分钟内引流出前夜保留 8～12 小时的透析液,测定其引流量。

（4）患者取仰卧位,将 2.5%的腹膜透析液以目标剂量（1 100 ml/m²）灌入腹腔内,余量引流至废液袋,将腹膜透析液袋清空,记录灌入完毕的时间,并以此定为 0 小时。在每灌入目标剂量的 20%时,嘱患者左右翻身,变换体位。

（5）在透析液腹腔保留 0 小时和 2 小时时,收集透析液标本;从腹腔内引流 10%目标剂量的透析液进入清空的透析液袋中,摇动 2～3 次;消毒加药口 3 次;用注射器从透析液袋中抽出 5 ml 透析液,测定肌酐和葡萄糖浓度,将剩余灌回腹腔;留存标本并做标记。

（6）在腹腔保留 2 小时,同时抽取血标本,测定血糖和血肌酐。

（7）腹腔保留 4 小时后,患者取坐位,在 20 分钟内将腹腔内透析液全部引流出来,摇动腹膜透析袋 2～3 次,抽出透析液 5 ml,测定葡萄糖和肌酐浓度。

（8）测定其引流量。

六、腹膜透析患儿和居家照顾者的培训和考核

新置腹膜透析管的患儿,术后采取 IPD 模式进行小剂量透析,起初透析剂量为 300 ml/m². BSA,交换 12～24 次;7～21 天内逐渐将交换容积提高到 1 100 ml/m². BSA,交换 5～10 次。患儿及其家属完成所有的培训和考核,考试合格后方可出院,首次住院时间 3～4 周。

（1）培训人员:由腹膜透析专职护士培训。

（2）培训对象:腹膜透析居家照顾者和患儿本人（大龄儿童）。

（3）培训时间:腹膜透析培训的课程根据不同的患儿和家庭定

制,首次培训的时间为 1～2 周。

（4）培训方式:发放宣教手册、口头或 PPT 讲课、观看 DVD、示范教育、个性化的培训和强化培训。

（5）培训内容:肾脏的生理、介绍腹膜透析、各透析的组成部分及其作用、正确洗手方法、无菌技术、出口处护理、透析相关并发症、腹膜炎、饮食控制和出入量计算、居家透析用物和环境的准备、服用的药物、居家透析应急处理(导管意外、停电、机器报警)、腹膜透析值班人员的电话、定期随访的重要性等。对于 APD 者,还要培训CAPD 操作,以防因居家停电或者机器故障而耽误治疗。

（6）培训频率:一般每 3～6 个月再培训 1 次,内容包括首次培训的内容,结合患儿居家透析期间咨询的内容以及其他透析患儿经历的个案分享。

（7）考核内容:理论和操作考核。理论考核详见下文附录,操作考核包括洗手(七步洗手法)、出口处换药、APD 和 CAPD(详见第八章)的考核。

附录:儿童腹膜透析培训课程理论测试

患儿姓名_____　家属_____　得分_____

一、是非题:正确的请在括号内打"√",错误的打"×"并予以更正, 共 50 题,每题 1 分。

1. 肾脏是如何工作的?

   肾脏将废物和多余的水通过输尿管、膀胱、尿道等器官之后,以尿的形式排出体外。　　　　　　　　　　　　　　　　　　（　　）

2. 无菌操作原则的关键是什么?

   a. 记住连接和断开端必须是无菌的。　　　　　　　　　（　　）

   b. 时刻保持双手的清洁。　　　　　　　　　　　　　　（　　）

   c. 只要手彻底清洁了,不擦干也不要紧。　　　　　　　（　　）

     d. 在换液过程中手可以接触无菌端口。   （　　）

3. 如何遵循无菌操作原则？

     a. 只要不说话，操作时不戴口罩也没关系。   （　　）

     b. 腹膜透析换液要采取正确的操作步骤，每次采取相同流程可减少细菌进入腹腔的机会。   （　　）

     c. 四头管只要包装袋完好，各连接管端盖子掉了也能用。（　　）

4. 为什么正确洗手很重要？

     a. 洗手可以避免细菌感染，洗手要用清洁流水和液体皂液。（　　）

     b. 洗手后不能触摸任何东西，否则换液操作前要重新洗手。（　　）

5. 应在什么环境下更换腹膜透析液？

     a. 治疗时桌面要擦干净，天热时可以打开风扇和门窗通风。（　　）

     b. 操作时光线要充足，周围不能有宠物。   （　　）

     c. 用于换液的房间，需定期进行紫外线消毒。   （　　）

6. 你使用的是何种腹膜透析的产品，该产品每个部件的作用是什么？

     a. 碘液微型盖是一次性的，它是用来保护外接短管接头的。（　　）

     b. 蓝夹子可以用来夹闭管路，它可以反复使用。   （　　）

     c. 外接短管每 3～6 个月换 1 次。   （　　）

     d. 管路是自己专用的，所以偶尔重复使用一下没关系。（　　）

7. 怎样加热腹膜透析液？

     a. 加热的时候可以撕去外袋。   （　　）

     b. 加热时，可以将透析液袋浸泡在热水中。   （　　）

     c. 为了加热迅速，可以将腹膜透析液放入微波炉内加热。（　　）

     d. 加温槽上透析液袋的出口，应该朝向机器的左侧放置。（　　）

8. 如何检查及处理腹膜透析液？

     a. 虽然透析液刚过期，但液体清澈、无漂浮物，还可以用。（　　）

     b. 透析液需要检查的内容：有效日期、浓度、有无渗漏、液体是否澄清、拉环是否脱落，2 L 腹膜透析液袋连接处是否断裂。（　　）

    c. 引流出的液体,偶有少量白色棉絮状物飘浮,说明有污染了。

                                                      （ ）

    d. 腹膜透析液浑浊,待看下一次透析引流液是否会变清,不用立即到医院。

                                                      （ ）

    e. 处理腹膜透析液时,将引流袋剪开,把废液倒进厕所马桶里。

                                                      （ ）

9. 什么是腹膜透析导管?它的作用是什么?

    腹膜透析导管是腹膜透析液进出腹腔的通道,它是患者的生命线。

                                                      （ ）

10. 如何进行出口处护理?

    a. 要始终把导管用胶布固定好,防止导管因拉扯而脱落。

                                                     （ ）

    b. 不要拉扯弯折腹膜透析导管,以免出口处皮肤损伤而引起感染。

                                                   （ ）

    c. 纱布和伤口上的痂皮粘在一起,使点劲就可以扯下来了。

                                                   （ ）

    d. 绝对不要在你的透析导管附近使用剪刀。 （ ）

    e. 出口处长好后可以在澡盆内洗澡。 （ ）

    f. 出口处有痂皮,不能强行揭掉,可以用0.9%氯化钠溶液软化。

                                                   （ ）

11. 导管如何连接?

    连接导管时应将短管开口朝上,旋拧腹膜透析液管与短管密合。

                                                   （ ）

12. 如何控制液体、盐的摄入?

    a. 每天称体重,量血压,观察出入量是否平衡。 （ ）

    b. 盐吃多了容易口渴,喝水会增加液体摄入量。 （ ）

    c. 盐每天控制在2～3 g,最好每天食物放盐时用量勺量一量。

                                                   （ ）

    d. 每天的超滤量基本相同,所以不记录也没关系。 （ ）

13. 腹膜透析患者如何合理饮食？

    a. 合理饮食,适量吃优质蛋白食物,如鸡蛋、牛奶;少吃植物蛋白,如大豆、花生类制品。　　　　　　　　　　　　　（　　）

    b. 少吃高磷、高钾食物,如酸奶、香蕉、西红柿。　　　（　　）

14. 如何服用药物？

    a. 磷结合剂:应在进餐时服用,否则将无效。　　　　（　　）

    b. 皮肤瘙痒可能是因为血液中磷含量过高,应在医师指导下服用磷结合剂。　　　　　　　　　　　　　　　　（　　）

    c. 促红细胞生成素:定时皮下注射,刺激骨髓制造红细胞。

    　　　　　　　　　　　　　　　　　　　　　　（　　）

15. 腹膜透析液相关物品如何订购和储存？

    a. 腹膜透析液放在干燥、干净、通风的地方,可以直接放在地上。

    　　　　　　　　　　　　　　　　　　　　　　（　　）

    b. 腹膜透析液有效期近的放在上面先用。　　　　　（　　）

    c. 每次家里还有至少 7 天用量的时候就订货,这叫安全储备。

    　　　　　　　　　　　　　　　　　　　　　　（　　）

    d. 打开腹膜透析液发现液体有杂质,应立即丢弃。　（　　）

16. 居家透析时可能遇到哪些问题？

    a. 每天记录腹膜透析液的浓度、灌入量和引流量。　（　　）

    b. 出口处发红、肿胀、疼痛、有分泌物说明出口处感染了。

    　　　　　　　　　　　　　　　　　　　　　　（　　）

    c. 如出口处感染了,需要增加出口处"换药"次数。　（　　）

    d. 如引流量小于灌入量就是发生负超,需要与透析中心联系。

    　　　　　　　　　　　　　　　　　　　　　　（　　）

    e. 发生透出液浑浊、发热、腹痛等腹膜炎症状时,应及时与透析中心联系。　　　　　　　　　　　　　　　　　（　　）

17. 便秘知识有哪些？

    a. 布里斯托大便分类工具(BSFS)可以判断大便的分类。

    　　　　　　　　　　　　　　　　　　　　　　（　　）

  b. BSFS 第 1 型大便为一颗颗硬球；第 2 型为香肠状，但表面有凹凸；第 3 型为香肠状，但表面有裂痕。 （ ）

  c. 每次大便后，使用 BSFS 评估。 （ ）

  d. BSFS 评估为第 1～3 型表示便秘的可能，需要联系透析小组成员。 （ ）

  e. 便秘可能导致腹膜炎和导管漂管影响透析。 （ ）

二、计算题：更改透析模式的机器设置（15 分×2）

  请计算出以下模式下机器所需要设置的参数及其数值。

1. 夜间间歇式腹膜透析模式：1.5%腹膜透析液，每次注入量600 ml，循环 9 次，每次留腹 1.5 小时。

2. 持续循环腹膜透析模式：1.5%腹膜透析液，每次注入量 550 ml，循环 8 次，每次留腹 2 小时，末次 2.5%腹膜透析液留腹 300 ml。

三、问答题：腹膜透析导管破裂、外接短管裂开及松脱应怎么处理？机器发生引流不通畅报警应怎么处理？（15 分）

（周　清）

| 第二节 | 糖尿病腹膜透析患者的管理

  糖尿病（diabetes mellitus，DM）是一种全球性疾病，在发达国家中糖尿病肾病是 ESRD 的首位病因。据研究，美国透析患者中糖尿病患者的比例高达 40%以上。中国上海透析登记报告显示，与 1996年相比，仅 2010 年新增的腹膜透析患者中的糖尿病患者比例已增高1 倍以上。这些患者多存在严重的并发症，而这些患者肾脏替代疗法的选择与其生活质量及生存率密切相关。

一、终末期糖尿病肾病选择腹膜透析的优点

终末期糖尿病肾病患者往往有严重的肾脏外器官的并发症,如心血管、脑血管、周围血管、视网膜、周围神经病变等。所以行血液透析有一定困难及危险,其原因:①由于糖尿病血管病变使全身小动脉硬化。血管壁僵硬,动静脉吻合内瘘不易成功,即使成功,易于堵塞,使用时间也明显短于非糖尿病患者;②血液透析时需行体外循环,易引起血流动力学变化,有心血管并发症者易发生心绞痛、心力衰竭、心律失常等;③由于血管-神经病变,糖尿病患者易出现透析低血压;④透析时使用肝素,易使糖尿病患者眼底出血加重。终末期糖尿病肾病患者选择腹膜透析有很多优点,如血流动力学稳定,心血管系统的负荷小,血压稳定;无需血管通路及穿刺,无需使用肝素;饮食、饮水较血液透析患者相对开放等。基于上述优点,终末期糖尿病肾病患者,尤其是高血压和(或)伴有心、脑血管疾病的老年患者应首选腹膜透析治疗。

二、糖尿病腹膜透析技术问题

1. 透析时机　终末期糖尿病肾病患者常合并严重高血压,血糖难于控制,容易发生糖尿病酮症酸中毒,水、电解质酸碱平衡紊乱比非糖尿病终末期肾衰竭患者严重而且常见。多数学者认同糖尿病肾病患者肾脏替代治疗开始的时机应早于非糖尿病患者。NKF-DOQI 指出:糖尿病肾病患者在残余肾功能较多时就应该开始透析治疗。一般建议患者肾小球滤过率(GFR)<15 ml/min 时开始透析治疗,对较早出现尿毒症症状者 GFR 为 15～20 ml/min 时即应开始透析治疗。终末期糖尿病肾病患者水钠潴留明显,如早期出现血容量过多、高血压和充血性心力衰竭的患者 GFR 在 20～30 ml/min 时也应开始透析治疗。

2. 腹膜透析通路　腹膜透析技术要求相对简单,管路的选择、置管的方法、步骤以及术后管路的护理与一般非糖尿病透析者无异,但相对非糖尿病患者而言,终末期糖尿病肾病患者技术成活率稍低。糖尿病患者多存在严重低蛋白血症、水钠潴留、腹膜严重水肿等情况,在进行置管时容易发生荷包撕裂或出现腹膜透析液渗漏,因此,置管前进行血液透析减轻水肿和纠正低蛋白血症有助于减少上述并发症的发生。由于水钠潴留、低蛋白血症、易于感染等因素,终末期糖尿病肾病患者比一般 ESRD 患者,伤口、隧道口修复所需时间更长,因此在腹膜透析置管后应暂缓使用,最好在 3～4 周后再开始透析治疗。过早使用会影响管路的使用寿命,也会增加感染的风险。紧急情况下也可以在插管后立即使用,患者应取卧位,每次交换液体量不宜过多,以免造成腹腔压力过高,影响伤口的愈合。

3. 透析方案的选择和调整　终末期糖尿病肾病患者腹膜透析方案和透析剂量的选择与非糖尿病患者无异,应根据腹膜转运特性而定,可以选择 CAPD,也可以选择 APD。至于选择 CAPD 还是 APD,可根据患者居家环境、家庭经济情况、生活质量、合适的操作者等因素决定。由于 APD 可在夜间依靠腹膜透析机进行操作,又可达到充分透析的剂量和容量的控制,因此终末期糖尿病肾病患者选择 APD 具有一定的优势。在选择透析方案时应考虑患者残余肾功能、腹膜运转特性、循环容量状态等,逐渐增加透析剂量,最终采用全量透析方式。腹膜溶质运转特性是确定透析方案和调整透析处方的重要依据,糖尿病与非糖尿病肾病终末期肾病患者腹膜转运功能无明显区别。有研究显示,终末期糖尿病肾病患者腹膜运转特性多为高平均转运,这可能与糖尿病本身微血管改变有关。在透析过程中,葡萄糖降解产物、慢性炎症、腹腔感染、尿毒症毒素等可导致腹膜溶质转运特性发生改变,有可能使腹膜溶质转运特性的发生进一步升高。文献报道显示高腹膜溶质转运特性是腹膜透析患者病死率和技术失败率升高的危险因素,这可能与容量负荷过多、炎症、PEM 等有关,而采用 APD 有可能改善此类患者预后。

4. 透析液选择　终末期糖尿病肾病患者常见的并发症是水钠潴留、容量超负荷和高血压。对于具有一定残余肾功能的终末期糖尿病肾病患者,推荐使用低葡萄糖浓度的透析液和胰岛素来控制血糖,维持患者正常容量循环状态。临床上大多数终末期糖尿病肾病患者为了减轻容量负荷,常采取增加透析剂量和使用高葡萄糖浓度透析液来增加腹膜透析的超滤。长期使用高葡萄糖浓度透析液的患者存在糖代谢紊乱、高血糖症、高胰岛素血症和肥胖及糖尿病的远期并发症,如视网膜病变、心血管疾病、糖尿病足等;高葡萄糖血症又加重患者的口渴和多饮,导致饮食中水钠摄入限制困难,可进一步加重容量超负荷状况。葡萄糖腹膜透析液制备过程所需的低 pH 环境也可引起腹膜慢性炎症。因此,终末期糖尿病肾病患者腹膜透析时应尽可能选择低浓度葡萄糖透析液和无糖透析液,以保证溶质和水充分清除,同时避免高浓度葡萄糖透析液的不良反应。

艾考糊精是一种高分子量葡萄糖多聚体,以多聚糖为渗透剂,在长期留腹过程中相对缓慢吸收和代谢,可维持腹腔内渗透梯度超过 14 小时,具有渗透压维持时间长、超滤效能高、终末糖基化产物形成少的特点,能有效改善患者超滤和液体控制,降低患者舒张期和收缩期高血压,从而减轻心室肥厚。

5. 透析充分性评估　腹膜透析充分性评估不能以小分子溶质清除为唯一指标,容量平衡状态、钙磷代谢控制以及并发症情况是反映透析充分性更为重要的指标。研究显示,糖尿病腹膜透析患者更可能出现腹膜小分子溶质转运进行性增加、超滤丧失和腹膜纤维化。由于快速腹膜溶质转运状态,腹膜透析中葡萄糖快速吸收致液体和水钠清除减少,容易出现慢性容量负荷过度,而长期容量负荷过度可导致高血压、左室肥厚甚至出现左室功能障碍,因而残余肾功能是影响患者长期临床结果的重要因素。

三、糖尿病腹膜透析患者的血糖控制

1. 血糖控制的目标　有研究显示,糖化血红蛋白(HbAlc)每升高 1％,糖尿病相关并发症,如心肌梗死和全因病死率相应增加 14％。HbAlc 水平与糖尿病肾病发病率呈正相关,即使无蛋白血尿和糖尿病视网膜病变,HbAlc 水平也与糖尿病肾病的发生密切相关。强化降糖治疗可减少慢性微血管并发症,早期良好的血糖控制还有长期后效应。糖尿病患者 HbAlc<7.0％有助于防止或延缓包括糖尿病肾病在内的微血管并发症。尽管血糖良好控制有助于减轻糖尿病患者微血管和大血管病变,但目前无有关糖尿病血糖控制靶目标的相关研究。目前,推荐糖尿病患者空腹血糖应<7.2 mmol/L(130mg/dl),餐后血糖应<10.0 mmol/L(180mg/dl),HbAlc 应<7％。研究发现进一步控制血糖,将 HbAlc 控制在 6％～6.5％以下,并不能相应降低心血管疾病的风险。2008 年,美国糖尿病学会在年会上发布的控制糖尿病大血管风险行动等研究显示,强化降糖组的病死率和心血管病病死率明显高于常规治疗组,因此在治疗上也不能一味地降低血糖,对已经有并发症或预期寿命有限伴低血糖风险的糖尿病患者应放宽 HbAlc 目标,使 HbAlc>7.0％,但目前仍推荐将糖尿病患者 HbAlc 控制在 7.0％以下。

2. 血糖控制方法　腹膜透析患者腹腔内持续存在高浓度葡萄糖透析液,因而血糖难于控制,波动较大。并且研究显示腹膜透析患者腹膜透析液中葡萄糖的吸收使患者增加了饱腹感,食欲缺乏,摄入量减少,更易发生低血糖。最近动态血糖仪(continuous blood glucose monitor,CGM)开始应用于糖尿病腹膜透析患者,每 5 分钟监测 1 次,持续 72 小时。采用 CGM 连续监测糖尿病腹膜透析患者血糖,发现部分患者血糖超过正常范围,HbAlc>7％,提示糖尿病ESRD 患者腹膜透析时血糖控制困难。对于糖尿病腹膜透析患者,通常需要胰岛素(皮下和腹腔)联合口服降药(如罗格列酮、格列苯脲和米格列奈等)控制血糖。使用葡萄糖透析液时 $60\%\sim80\%$ 葡萄糖被吸收,相当于每天摄取葡萄糖 $100\sim300$ g,理论上使用非葡萄糖透析液(艾考糊精透析液和 1.1% 氨基酸透析液)有助于血糖控制,且可降低葡萄糖对腹膜毒性作用。虽然每天使用 1 袋艾考糊精透析液可使葡萄糖负荷减少 $15\%\sim30\%$,但有学者认为使用艾考糊精透析液对于糖尿病患者的血糖控制并无帮助。

3. 降糖药物的应用

(1)胰岛素:是糖尿病腹膜透析患者最有效的降糖治疗药物。其中 $50\%\sim60\%$ 由肝脏代谢,其余在肾脏和其他组织代谢,肾脏代谢约 20%。糖尿病腹膜透析患者胰岛素既可腹腔内注射,也可皮下注射。由于腹腔内胰岛素可直接进入门静脉系统,因而腹腔内注射比皮下注射吸收速度更快。与皮下注射相比较,腹腔内注射时胰岛素需要量可减少 26%,平均 HbAlc 浓度可降低 2.3%。腹腔内注射胰岛素可持续而稳定地被吸收,可避免皮下胰岛素注射时出现的血糖波动,并且具有降低血脂作用。胰岛素在体内可以跟球蛋白结合,腹膜透析清除中分子物质较好,所以胰岛素部分被腹膜透析清除。腹腔内注射胰岛素有可能导致肝包膜下和肝脏脂肪变性,高腹膜溶质转运状态时此种现象尤为明显。总之,腹腔内注射胰岛素具有直接进入肝脏进行代谢、提高胰岛素敏感性、预防胰岛素抗体形成以及预防血糖波动等优势,但腹腔内注射胰岛素时也有胰岛素需要量较大、增加腹膜炎发生率、导致肝脏包膜下脂肪沉积,甚至出现脂质代谢紊乱等缺点。糖尿病 ESRD 患者腹膜透析时胰岛素腹腔内注射约 65% 可黏附于管道系统,国外推荐腹膜透析后胰岛素的用量为透析前皮下的 $2\sim3$ 倍。腹腔内胰岛素注射时可先将每天胰岛素量平均分为 4 份,每次给药需额外再加对抗腹膜透析液中葡萄糖的胰岛素量,如每升 1.5% 腹膜透析液中加入胰岛素 $1\sim2$ u;每升 2.5% 腹膜透析液加入胰岛素 $2\sim4$ u;每升 4.25% 腹膜透析液中加入胰岛素 $4\sim6$ u。为防止夜间低血糖,过夜的透析液中胰岛素的用量应减少 $20\%\sim50\%$。

（2）口服降糖药：糖尿病 ESRD 患者由于药物清除较少，药物之间相互作用以及肾脏葡萄糖异生减少，容易发生低糖血症，采用口服降糖药（oral hypoglycemic agent，OHA）时低糖血症发生率可能进一步升高。对于糖尿病 ESRD 腹膜透析患者，单独使用新一代 OHA 或同时联用有可能控制血糖。目前有关口服降糖药控制糖尿病腹膜透析患者血糖的效果和安全性方面的研究较少，但在使用时必须个体化。格列苯脲或米格列奈适用于胰岛素 β 细胞功能正常的 2 型糖尿病 ESRD 患者，但二甲双胍和格列本脲由于可诱发乳酸酸中毒和低血糖，应避免使用上述两种药物。噻唑烷二酮（TZD）为过氧化物增殖体受体 γ（PPARG）激动剂，具有改善胰岛素敏感性、促进外周血糖利用和降低肝脏葡萄糖异生等作用，与胰岛素联用有助于胰岛 β 细胞功能丧失的糖尿病 ESRD 患者血糖控制。文献报道，TZD 类药物罗格列酮可改善糖尿病腹膜透析患者胰岛素抵抗，使用 12 周后餐后血糖和胰岛素水平明显降低，整体胰岛素敏感性指数显著升高。在 2 型糖尿病腹膜透析患者中进行研究也表明，使用 TZD 类药物罗格列酮可显著减少胰岛素用量，同时可降低 C 反应蛋白水平，因而可作为糖尿病 ESRD 控制血糖的一线用药。其主要不良反应包括水钠潴留、体重增加和肝功能损害等，因而在使用时应对其不良反应进行严密监测。糖尿病患者常见骨代谢紊乱，并发糖尿病 ESRD 时可加剧这种代谢紊乱，因而骨折风险明显增加，糖尿病 ESRD 患者使用 TZD 有可能加剧骨密度丢失，应引起临床重视。

四、并发症的护理

1. 贫血的护理　研究显示，糖尿病肾病患者腹膜透析比原发性肾小球肾炎患者腹膜透析存在更严重的贫血，而贫血会增加心脏负荷，诱发心绞痛，导致心肌收缩力下降。临床上以皮下注射促红细胞生成素联合静脉输注铁剂的治疗方法为主。糖尿病腹膜透析患者由于普遍合并小血管病变，使用促红细胞生成素时应注意：初始剂量要小,逐步增加剂量;贫血不宜纠正过快;密切观察血细胞比容及眼底等末梢血管循环情况,如有不适尽早减量或停药。促红细胞生成素的常见不良反应为血压升高,护士必须监测患者的血压,如出现高血压时及时汇报医师处理。由于静脉应用铁剂可能出现过敏反应,首次应用时,护士需要密切观察患者输入铁剂后的反应。如有过敏症状出现,立即停药,并按药物过敏反应的护理应急预案进行处理。疗程中定期监测患者的血红蛋白及红细胞压积。

2. **严格的容量管理** 有研究显示,糖尿病肾病患者腹膜透析前即存在严重的容量超负荷。由于糖尿病肾病患者长期存在多饮症状,液体的清除主要依靠残余肾功能,随着残余肾功能的不断减退,血清白蛋白的不断漏出,尿量减少,患者就会出现更为严重的水肿、容量超负荷等情况。因此,对于糖尿病肾病腹膜透析患者初期即要控制水、钠摄入。严格控制水、钠的摄入可以有效控制容量过度负荷,从而控制血压。

(1) 采取形式多样的健康教育。通过集体授课、一对一培训指导、观看 DVD 宣传短片、专题知识讲座等方法使患者掌握腹膜透析容量管理的目的及意义。

(2) 教会患者掌握管理容量的方法,正确监测血压、体重;准确记录每天尿量、透析液灌入量及引流量及 24 小时透析液总量;每周对血压、体重等指标进行小结。告知患者潜在容量超负荷的征象,如体重增加、血压升高、胸闷、气促、夜间不能平卧等。

(3) 指导患者掌握水、钠控制的技巧。患者估计量减少的水分主要存在于食物中,可发放食物成分换算表,训练患者正确估算食物和水果中水、钠的含量;食盐控制在 3 g/d 以下,并可采用醋、辣椒等调味;口渴时可采用嚼口香糖、口含柠檬汁冰块、用定量的水杯装水、吃酸性食物等方法来缓解口渴症状。

(4) 采取干预方式帮助患者管理容量。门诊随访时,专职护士详细了解患者居家透析时的容量控制状况,如体重、出入液量情况并给予及时指导,增强患者对容量管理的依从性;开通 24 小时服务热线,定期对患者进行电话访问。

3. 腹膜透析相关性腹膜炎　糖尿病肾病患者由于本身的易感性,感染腹膜炎的概率明显高于非糖尿病患者。在发生腹膜炎后其治疗应较非糖尿病患者更积极,否则相当部分患者会发展为持续复发、难治性腹膜炎。

4. 营养管理　糖尿病肾病患者腹膜透析时,体内具有生物利用价值的蛋白质、前蛋白质和多种氨基酸会与小分子代谢废物(如尿素氮、肌酐等)同时向腹膜透析液中转运,造成这些物质经腹膜透析液的丢失,加之部分糖尿病患者有胃轻瘫,可出现食欲减退,引起蛋白质摄入不足,更加重了营养不良的程度。对大多数 2 型糖尿病来说,不科学的生活方式,如膳食不平衡、热量摄入过多、嗜好烟酒、缺少体力活动等,是主要的诱发因素之一。

(1) 应采取以下措施:热量供给必须充足,以维持正常生理需要。其标准是患者体重不高不低,且能维持正常体重为宜,过高或过低均不利于患者的健康和治疗。

(2) 给予充足的碳水化合物、膳食纤维以及适量的蛋白质和脂肪。碳水化合物应是患者所需热量的主要来源,在合理控制能量基础上充足的碳水化合物可节约蛋白质、增强胰岛素敏感性和改善葡萄糖耐量。其主要来源以粮谷类为主,选用时应遵循宁粗勿细的原则,要注意粗细搭配,经常吃一些富含膳食纤维的粗粮、杂粮等。碳水化合物占 55%～60%,脂肪占 20%～25%,蛋白质占 15%～20%。

(3) 体内脂肪过多可导致动脉粥样硬化,所以要限制脂肪的摄入。最好选用植物油代替动物脂肪,如橄榄油、花生油中含有较丰富的单不饱和脂肪酸,也可以作为能量的来源。糖尿病患者餐次分配:每餐都应保持营养均衡,全天总量可以按 30%、35%、35% 的比例分配一日三餐;对老年人或易出现晨起低血糖的患者,可以一日四餐(三餐＋晚加餐),餐次分配可以调整为 25%、35%、30% 和 10%。

(4) 严格控制水、钠盐的摄入量。水的入量根据:每天入量＝透析超滤量＋尿量＋500 ml,量出为入。食盐<3 g/d。有条件时,可输

入白蛋白、新鲜血、氨基酸,必要时鼻饲及肠道外高营养。

5. 糖尿病足护理　糖尿病肾病患者常伴有末梢神经的病变,下肢供血不足,细菌感染等多种原因引起足部感觉异常、溃疡、肢端坏疽等病变。因此要注意保持足部的干燥和清洁,每晚用 39～40℃ 温水泡脚,每次 15～20 分钟,用柔软的毛巾拭干;皮肤干燥者可涂用凡士林、甘油等,切勿使用碱性肥皂洗脚。指导患者每天检查足部的皮肤、温度、颜色、感觉是否改变。冬天禁用热水袋、电炉取暖,防止因末梢神经感觉迟钝而烫伤。穿鞋不当也是导致糖尿病足溃疡的主要原因之一,因此要选择舒适柔软、大小合适的鞋。糖尿病肾病患者长期低蛋白血症易发生水肿,加之血管病变引起组织营养不良,容易导致皮肤破损,甚至发生压疮。腹膜透析患者为了避免水肿,应保持出入量的平衡,严格控制水分和钠盐,尽量减少高浓度葡萄糖透析液应用,合理应用降脂药。嘱患者生活规律、戒烟酒,注意个人卫生,预防各种感染。鼓励患者参加运动,适当的运动可以使改善患者心血管功能,提高健康状况和生活质量。

随着腹膜透析患者中糖尿病患者的比例增加,有效的管理之路任重而道远。通过监测血糖和 HbA1c 水平,避免低血糖和严重的高血糖,有利于改善腹膜透析的预后。制订合理的腹膜透析处方,加强患者的营养和严格的容量管理可有效预防腹膜透析患者的并发症,提高透析的效果。

（程　霞）

┃第三节┃ 高龄腹膜透析患者的管理

一、概述

按照国际规定 65 周岁以上的人为老年人;在我国 65 周岁以上

的公民为老年人。随着老年人口的迅速增长,高龄慢性肾衰竭患者也随之增加,透析的比例在全球也呈快速进行性增长趋势。在美国高龄腹膜透析患者已占腹膜透析患者的47%;根据我国目前透析临床资料,高龄腹膜透析患者约占40%。因此高龄慢性肾衰竭患者将是接受透析治疗的主要人群。对于高龄患者采用何种透析方式治疗,原则上各种透析治疗方式都可以,但仍应结合高龄患者临床特点综合考虑。目前,腹膜透析作为慢性肾衰竭的替代疗法之一,已被越来越多患者所接受。

二、高龄腹膜透析患者的特点

近年来,随着腹膜透析技术的进一步完善,腹膜炎等并发症发病率的下降,越来越多的患者选择腹膜透析,通过强化相关理论知识和操作技能的教育,制订个体化的透析方案,定期随访,来保证患者的透析效果。有学者认为,腹膜透析是 ESRD 的首选治疗措施。与血液透析患者比较,接受腹膜透析的高龄患者在病死率及存活率、心脑血管事件发生率、感染率等并发症方面无明显差异。但腹膜透析方式尤为适宜高龄患者,其优势有以下几方面。

(1) 安全、方便、操作简单,不需特殊设备,有利于对老年患者及家属的培训,可以因地制宜地开展治疗。

(2) 患者生活能合理安排,心理负担少,饮食限制较少,生活质量进一步提高。

(3) 腹膜透析以家庭治疗为主,活动自由,特别是对高龄腹膜透析患者,减少了患者及家属往返医院的次数和时间,利于家属工作。

三、高龄腹膜透析患者的护理

高龄慢性肾衰竭患者在肾功能减退过程中常伴随有严重水钠潴留;伴发全身多个器官衰老,并发症多;又常因某些诱因如急性左心衰竭、肺部感染等促使肾功能急剧恶化；尿毒症毒素在体内储积加重身体重要器官病变，易发生多器官衰竭而危及生命。因此，对高龄慢性肾衰竭患者选择腹膜透析时机要相对早些。由于高龄慢性肾衰竭患者长期严格限制蛋白质入量，或蛋白质、热量摄入严重不足，血尿素氮水平较低，故不应以尿素氮高低作为开始透析的指标；又由于高龄患者肌肉体积减小且活动量少，可致使血肌酐值也降低，故不应单以血肌酐高低作为开始透析的指标，而应以肌酐清除率为指标。一旦患者肌酐清除率≤10 ml/min 时应及时进行腹膜透析管路的置入术，及早进行腹膜透析治疗，及时有效地清除尿毒症毒素及水分，有利于控制高血压，改善心功能，为提高腹膜透析后生活质量创造条件。

（一）腹膜透析前教育和心理护理

腹膜透析是一种维持性治疗，是一个漫长的治疗过程。高龄慢性肾衰竭患者由于年龄大，大多数患者需终身进行透析治疗，考虑到余生都需要携带透析管、行动不便、费用昂贵，特别是居家腹膜透析需要依靠家属配合操作等，容易产生自卑、烦躁、焦虑、易怒、恐惧等心理。因此要求腹膜透析专科护士以高度的责任心、爱心和同情心，循循善诱，消除患者的不良心理；要态度和蔼诚恳，语言亲切柔和，建立良好的护患关系，取得患者的信任；了解患者的心理活动，鼓励他们正确对待疾病。

（二）置管后护理

高龄慢性肾衰竭患者的腹膜透析置管方法、位置与普通肾衰竭患者相同。置管后要保持透析管引流通畅，妥善固定，防止透析管扭曲，减少透析管牵拉。老年人腹壁肌肉薄弱，在手术中腱鞘愈合不佳，又由于透析液滞留腹腔导致腹腔内压增加，从而容易引起腹壁切口疝的发生，因此要保持大便通畅，避免咳嗽、呕吐等引起腹压增高的因素，有利于组织愈合。由于高龄慢性肾衰竭患者营养状态较年轻患者差，血浆蛋白低，容易发生严重水钠潴留、术中出血、术后伤口愈合差,因此置管后应加强支持疗法,可以静脉输注人白蛋白以及增加优质蛋白饮食,并尽可能在置管术 3～4 周后开始行腹膜透析治疗。

　　进入透析阶段后,生存欲望的增强使腹膜透析患者的求知欲越发增强,他们渴望早日学会自我操作和护理,回归家庭和社会。医护人员要抓住腹膜透析患者的这一心理特点,结合腹膜透析患者的个性和需求以及患者的学习和接受能力程度,采取有计划的分阶段教育和培训。以口头教育与实际操作相结合的方式,辅以发放宣传资料手册和观看录像资料等形式,对腹膜透析患者和家属指导早期及长期导管出口处及隧道的护理、饮食摄入、双联系统的操作及无菌技术的操作掌握等。

四、高龄腹膜透析患者的并发症及护理

(一) 腹膜炎

　　腹膜炎是腹膜透析的主要并发症,是造成腹膜透析失败的主要原因。高龄腹膜透析患者发生腹膜炎明显较年轻患者组高(0.52/患者年:0.37/患者年)。因为高龄患者免疫力低,腹腔巨噬细胞吞噬功能减退,腹腔内局部防御能力下降,对致病源入侵的耐受性较年轻人差。此外高龄患者生活自理能力差,无菌操作掌握不准确,腹膜透析液渗漏等均可导致腹膜炎发生。

　　高龄腹膜透析患者发生腹膜炎的临床症状不典型。由于高龄患者敏感性降低,对疼痛阈值提高,在发生腹膜炎时腹痛并不明显,自觉症状轻微,直到透出液混浊才发现。老年人体温调节能力低,发热不如年轻人明显,甚至感染严重时也是如此,因此常常未引起重视。对于高龄腹膜透析患者应密切观察每次透出液的色、质、量的变化情况,注意腹膜透析液有无混浊,并及时进行透出液常规及细菌培养以明确诊断。高龄腹膜透析患者在发生腹腔感染时抗生素的使用应针对

细菌培养及药敏试验来选择,抗生素的选用种类及剂量应充分考虑高龄患者对药物的吸收、分布、代谢及排泄与年轻患者不同而有个体化方案。

由于老年人对腹膜感染的耐受性差,腹膜炎的治疗时间长,易复发,故对重症或反复发作和治疗无效者,主张尽早拔管,部分患者拔除腹膜透析管后,腹膜炎常可治愈。暂改血液透析、必须置管者,可在拔除腹膜透析管 2 周后,再重新置入新的腹膜透析导管。

(二)透析液渗漏

高龄患者腹膜透析发生透析液渗漏明显高于年轻患者,这与高龄患者腹壁肌肉减少、营养不良、腹膜薄、手术中荷包缝合不紧、术后组织愈合慢等有关。透析液渗漏可以发生在透析时任何阶段,因此主张在透析置管术后 1~2 周开始透析,初始透析时少量灌入透析液可有效防止漏液。发生透析液渗漏时可停止透析 2~3 周,并采取血液透析临时过渡。

(三)透析管移位

高龄患者胃肠功能紊乱,腹泻致肠蠕动过快或者便秘均可导致透析管移位。此外,高龄患者腹壁松弛,腹腔内容量大,在置管术后易发生透析管漂移。患者常表现为透析液引流不畅,经腹部 X 线检查可以观察透析管位置。如果采取体位调节仍不能缓解引流不畅,需要手术重新放置腹膜透析管。

(四)疝气

腹壁的薄弱部位在脐周、股环、腹股沟管及腹股沟三角区,在腹膜透析后最多见疝气并发症也多发生在这些部位,其发生率为 10%~25%,而 80% 以上发生在高龄腹膜透析患者。高龄腹膜透析患者发生率高的原因为老年人腹壁肌肉薄弱,在手术中腱鞘愈合不佳,又由于透析液滞留腹腔导致腹腔内压增加而发生疝气,疝气可经手术修补。预防疝气发生,应在腹膜透析置管术中,避免经腹白线切口或脐周切口,关闭腹腔时应严格细致缝合浅筋膜或鞘膜。CAPD最好在术后 10~14 天开始,有条件者可考虑采用连续循环的夜间腹膜透析以减小腹内压。

(五) 心血管系统并发症

心血管系统并发症是 ESRD 高龄患者最常见的死亡原因。心血管系统退行性病变、尿毒症性心包炎和心肌病伴有心力衰竭、高血压、心绞痛、心肌梗死也常发生于 CAPD 高龄患者。因此,对高龄腹膜透析患者给予充分透析及超滤的同时,应积极控制高血压,纠正贫血以减少心血管事件的发生。

(六) 营养不良

在腹膜透析患者的人群中营养不良普遍存在。发生营养不良的年龄普遍大于营养较好者,尤其重度营养不良均发生在年龄>60 岁患者。造成高龄腹膜透析患者营养不良的原因:①蛋白质摄入量不足,其中厌食是主要原因。透析不充分时,尿毒症毒素储积影响使蛋白质摄入减少。②腹膜透析时透析液中葡萄糖经腹膜吸收入血中,占总热量20%,导致食欲下降。③腹腔中持续灌注透析液,使胃腹胀满。④药物,如钙磷结合剂及铁剂均有恶心、呕吐等不良反应。⑤精神抑郁、经济拮据。⑥蛋白质丢失增加,腹膜透析时大量蛋白质以及氨基酸从腹膜透析液丢失,当发生腹膜炎时更甚。⑦合并其他疾病,尤其感染、高分解代谢食欲缺乏、蛋白质和脂肪储存下降。⑧代谢及激素分泌紊乱,使蛋白质合成减少,分解增多。

近年来研究证明,腹膜透析患者的营养状态直接影响并发症的发生率及患者存活时间。对于高龄腹膜透析患者营养不良的预防治疗,关键是补充足够的热量和蛋白质,其热量摄入通常是 146~159 kJ(35~38 kcal)/(kg・d),蛋白质摄入保证在 1.2 g/(kg・d)。由于高龄腹膜透析患者胃肠功能减弱,在无法增加摄入蛋白质、热量的情况下,可针对老年人的饮食特点、个人口味及发生营养不良的原因,制订个体化的饮食和进食时间指导;定期监测腹膜透析患者的营养状况,及时调整饮食结构,指导患者合理饮食;同时要加强透析的充分性,积极预防感染。也可选用含氨基酸透析液,通过腹腔途径补充体内必需氨基酸,同时氨基酸还能产生一定的超滤作用。

(七) 精神症状

高龄患者在腹膜透析过程中发生精神障碍并不少见。其原因是多方面的,包括尿毒症引起的神经病变、老年人大脑老化、低钠血症、透析失衡综合征、营养丢失综合征、心理障碍等。表现为:情绪抑郁,自卑感,兴奋躁动,烦躁不安,无自知力,记忆力减退。临床应密切监测患者的生命体征和血化验指标,维持水、电解质及酸碱平衡,注意观察血钾、血钠过高或过低的表现,准确记录 24 小时出入量。对不合作、躁动患者宜安置在光线暗淡的病室,使用约束带保护,遵医嘱使用少量镇静药,向患者解释配合治疗的重要性,保持情绪稳定,避免诱发因素。

五、高龄腹膜透析患者的饮食指导

营养状态是维持性腹膜透析患者发病率和病死率的重要预报因子。腹膜透析的高龄患者因水负荷增加、胃肠道水肿、毒素水平增高、大量腹膜透析液进入腹腔引起饱胀感、调节食欲的肽类激素缺乏等影响消化及食欲,导致蛋白质摄入不足;老年人没有牙齿或咀嚼能力差,味觉和嗅觉功能也随着年龄的增长而减退,只能通过吃软食来补充营养,这样就限制了蛋白质的摄入而引起腹膜透析患者营养不良。营养不良的高龄腹膜透析患者大多有免疫功能降低、贫血并易合并感染,且心、肺、脑器官的功能相对较差,严重影响了患者的生存质量,增加了患者其他疾病的发病率和病死率。因此,腹膜透析患的饮食和营养方面的健康教育和管理是腹膜透析中心的工作之一，腹膜透析护士要结合患者的生理、心理、社会因素等，在营养师的指导下，制订出合理的个体化饮食标准。

（一）蛋白质的摄入和合理利用

腹膜透析患者每天从透析液中丢失 $8\sim10$ g 蛋白质及 $2\sim3$ g 氨基酸。合并腹膜炎时，蛋白质及氨基酸的丢失更多。故腹膜透析患者每天蛋白质摄入量建议为 $1.0\sim1.2$ g/（kg·d）。对于食欲不佳者，须适当增加补品类食物的摄入，如高蛋白质类，使摄入的蛋白质尽可能达到 NKF－K/DOQI 的推荐量。对于 DPI<0.8 g/（kg·d）的非糖尿病、食欲不佳的患者，应在不增加水负荷的同时补充高热量的食物摄入，如橄榄油、藕粉、杏仁霜、蜂蜜等，以保证摄入的蛋白质不因热量摄入不足而被消耗，使较少的蛋白质被分解利用。鼓励适量运动，以促进食欲。由于含蛋白质相对较高的食物同时含磷相对也较高，高龄腹膜透析患者在高蛋白食物摄入时，应注意磷结合剂的应用。

（二）热量的摄入

充分的营养是以充足的热量为前提。高龄腹膜透析患者热卡摄入量为 $126\sim146$ kJ（$30\sim35$ kcal）/（kg·d）。腹膜透析患者的热量包括：①透析液中糖的吸收；②饮食中热量的获取；③胃肠外营养；④透析患者饮食中蛋白质、脂肪及碳水化合物的比例：每日所需的碳水化合物的量以提供每天所需热量的 $40\%\sim50\%$ 为宜。一般糖和脂肪供给热量的比例为 $3:1$。由于尿毒症和腹膜透析时有明显脂质代谢紊乱，使心血管疾病的发病率升高，故腹膜透析患者进食的脂肪应以不饱和脂肪酸为主。

（三）矿物质的摄入

腹膜透析患者矿物质的饮食摄入，在国际上没有统一的标准。但一般情况下，高龄腹膜透析患者矿物质摄入的推荐量：磷 $0.6\sim$

1.2 g/d,钙 0.6～1.2 g/d,钾 2.0～2.5 g/d。

（四）膳食纤维的摄入

高龄腹膜透析患者膳食纤维摄入的推荐量为 25 g/d。高龄腹膜透析患者应适量增加含高膳食纤维食物的摄入，如魔芋、水果、青菜等，促使肠蠕动。对于有腹部饱胀感、缺乏食欲者，按医嘱给予胃动力药物，以促进消化。

（五）提倡进食大豆类食物

据文献报道大豆蛋白有保护残存肾功能作用，对改善脂代谢异常优于动物蛋白。因此可以根据高龄患者的饮食习惯对蛋白质食物类型做相应的调整，对不喜好动物蛋白质及消化能力弱者提倡进食偏软且易消化的大豆类食物，如黄豆做的豆腐等。须注意的是豆类食物含磷较多，血磷高的患者应注意，可以服用磷结合剂。

腹膜透析是一种长期的连续性替代治疗，许多因素可导致患者发生营养不良，从而影响到腹膜透析的成败。因此，腹膜透析时应对患者的营养状况进行严密监测。有学者认为，腹膜透析患者可每半年进行一次主观综合性评估。临床医师通过患者的病史和临床表现及实验室检查结果判断患者的营养状态。通过对高龄腹膜透析患者科学的饮食与营养指导，制订出个体化的饮食计划。原则上应以"量出为入"为原则，指导患者自己做好记录，掌握控制饮食的技巧，只有科学合理的饮食搭配，才能达到辅助治疗的良好效果。

六、家庭腹膜透析的培训

近年来，随着腹膜透析技术的进一步完善，越来越多的患者选择腹膜透析。目前，我国许多 ESRD 患者由于经济和医疗条件方面的限制，而采用家庭腹膜透析治疗。高龄腹膜透析患者由于年龄大，大部分可能存在视力和听力减退、肢体活动障碍等问题，自我护理能力较差。因此,平时要注意锻炼身体,预防感冒;加强通便,防止便秘;不吃生冷及不洁饮食,预防肠道感染。高龄腹膜透析患者居家腹膜透析需要依靠家属共同参与,所以要做好家属的理论和技术培训,让其熟练掌握操作规程,密切关注透析的情况变化,并及时采取有效的治疗护理措施,此为做好家庭腹膜透析的关键。

(一)合适的腹膜透析场所

高龄患者在家庭内进行腹膜透析,要想治疗和护理操作能顺利进行,降低腹膜透析的相关并发症,特别是感染性并发症的发生,治疗和护理操作必须要在合适的场所进行。首先,要有一个固定的操作室,即一间干燥且采光良好、空气流通的房间。除了平时操作以外,应尽可能减少出入的次数及在此停留的时间。进入操作室的通道应没有障碍物,室内不要有光滑的地板和松软的垫子,可沿墙壁设置护栏,以便于老年患者的出入。操作室内应安装紫外线灯1盏,每天用紫外线灯对操作室消毒1次,操作室的地面和操作室台面,每天早晚可采用84消毒液以拖地和擦拭的方式进行消毒。

(二)腹膜透析设施和用品

腹膜透析操作室内光线最充足处应设置一个专门的操作台。操作台上放置腹膜透析所需要的物品:碘液微型盖、消毒液(复合碘)、消毒棉签、无菌纱布、无菌注射器、消毒盒、剪刀、体温计、血压计等。操作台旁,应放置一张舒适而便于操作的座椅和悬挂透析液的输液架,操作室内还应该有磅秤和透析液加热用的小型恒温箱。

(三)理论和技术操作的培训

高龄腹膜透析患者在腹膜透析中心时有专科的护理人员进行操作护理;而在家庭腹膜透析时,由于高龄患者最普遍的问题是视力和听力减退,大部分患者可能自我护理能力比较差,更多的操作和护理任务需要家属共同参与和配合才能完成。因此,腹膜透析护士对高龄透析患者进行培训时应选择在一个安静、光线充足的地方,耐心细致地给患者及家属讲解腹膜透析知识,语言上要注意语速缓慢、说话清晰,尽量采用一对一的培训模式做好培训工作,让患者感受到关心,鼓励其消除顾虑,增强信心,积极配合透析治疗,保证腹膜透析的顺利进行。

在居家透析过程中应根据高龄腹膜透析患者的具体情况定期进行再培训和宣教。培训周期应为每 3～6 个月 1 次;培训对象为患者本人、家属或者照护者;培训形式可以包括面对面交流、问题解答、授课以及理论操作考核等。

七、心理社会因素

腹膜透析是一个长期的治疗过程。高龄腹膜透析患者不仅存在身体问题,而且普遍存在着心理社会问题。考虑到自己行为不便、缺乏自我护理能力、腹膜透析治疗费用昂贵会给家庭带来巨大的负担,容易产生焦虑、抑郁、失落感、悲观失望等情绪。腹膜透析护士要关注透析患者的心理状况,加强护患交流沟通,及时对患者进行有效的心理疏导,鼓励其做力所能及的事情,增强其恢复健康的信心,使其与腹膜透析治疗融入家庭和社会,从而提高高龄腹膜透析患者的生活质量。

1947 年,世界卫生组织给健康下的定义是"健康不仅是没有疾病和病痛,而且包括身体、心理和社会方面的完好状态"。该定义突出了医学模式由以前的生物-生理医学模式向现代的生物-生理-社会医学模式的转变。因而,对于采用腹膜透析治疗的 ESRD 患者,尤其是高龄腹膜透析患者,除了尽可能延长患者的生存时间这个基本目标外,另一个重要目标是尽可能使他们在生存期内保持良好的生活质量,这也是评价腹膜透析成败的一个重要指标。

（罗梅萍）

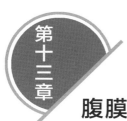

第十三章

腹膜透析相关的应急预案

　　腹膜透析是治疗 ESRD 患者有效的肾脏替代治疗方法之一。作为居家治疗方式,操作者往往是患者、家属或其他非医务人员。对腹膜透析操作者进行安全换液操作示教的同时,还应指导他们正确应对操作过程中发生的突发事件,提高他们处理突发事件的能力,这对于积极预防腹膜透析相关性感染及并发症具有重要的意义。

┃ 第一节 ┃ 腹膜透析管及短管漏液的应急预案

一、腹膜透析管漏液

　　1. 原因　　包括:①腹膜透析管扭曲。②使用年限长,老化破裂。③使用含乙醇的消毒剂消毒导管。④剪刀等尖锐器具误伤腹膜透析管路。

　　2. 处理

　　(1) 指导患者:一旦腹膜透析管出现漏液现象,应立即停止换液操作,使用腹膜透析管路夹夹闭腹膜透析管路漏液部位的近心端,碘液微型盖封管后就医诊治。

　　(2) 护士处置:根据医嘱护理人员进行腹膜透析管路破损处的

修复,更换钛接头及短管。

（3）查找原因及再教育：①使用腹膜透析专用腹带妥善固定腹膜透析管。②避免钛接头上端腹膜透析管路出现扭曲现象。③避免使用含乙醇的消毒剂擦拭导管。④避免在腹膜透析管周围使用尖锐物品或器械。

二、腹膜透析短管漏液

1. 原因　包括：①短管与钛接头衔接松动。②腹膜透析短管旋钮开关闭合不良。③腹膜透析短管破损。

2. 处理

（1）指导患者：出现漏液现象时,立即使用腹膜透析管路夹夹闭短管漏液近心端的腹膜透析管路,用清洁敷料包裹钛接头,来院就诊。

（2）护士处置：包括：①腹膜透析护士在无菌操作下更换外接短管。②根据医师医嘱预防性应用抗生素以避免感染。

（3）查找原因及再教育：①查找导致腹膜透析短管漏液的原因,进行针对性的培训。②经常检查腹膜透析短管和钛接头连接处,如发现有松动应及时拧紧连接处。③每半年更换腹膜透析短管,发现短管破损、漏液现象立即来院诊治。④严禁在腹膜透析短管周围使用尖锐物品和器具。

┃第二节┃ 腹膜透析液袋漏液的应急预案

一、原因

（1）腹膜透析液袋绿色折头自行断裂。
（2）腹膜透析液袋受外力作用挤压。

（3）腹膜透析液袋被尖锐物扎破。

（4）腹膜透析液袋加热方法不当或未使用干加热法（如使用微波炉）。

（5）腹膜透析液袋储存不当。

二、处理

1. 指导患者　包括：①检查时一旦发现腹膜透析液袋有漏液时应立即停止使用，保留样本，并联系腹膜透析液供应商。②重新取用一袋腹膜透析液进行换液操作。③如果在换液操作中发现透析液管路等连接系统存在漏液时立即关闭连接短管旋钮开关，规范分离外接短管和腹膜透析液管路的连接端口，旋拧碘液微型盖与短管至完全密合，来院诊治。

2. 护士处置　根据医嘱进一步处置。

3. 查找原因及再教育　包括：①使用前仔细检查双联袋系统，如已有渗漏应避免使用。②腹膜透析液箱堆放时应轻拿轻放，叠放不能超过5箱。③使用腹膜透析液专用加热袋加热腹膜透析液，使用干加热法，通过恒温加热装置加温腹膜透析液，严禁加热时撕开或除去透析液外包装。避免使用微波炉加热腹膜透析液。④避免尖锐物刺破腹膜透析液袋。⑤储存腹膜透析液应环境适宜，存放在适宜的室温、干净、通风、干燥的地方，避免阳光直接照射。避免存放于公共区域。

┃ 第三节 ┃ 短管污染的应急预案

一、原因

（1）换液操作违反无菌原则。

（2）换液过程中发生突发事件，出现操作失误。

二、处理

1. **指导患者**　包括：立即关闭外接短管旋钮开关，外接短管末端与碘液微型盖严密连接，来院就诊。

2. **护士处置**　遵医嘱更换外接短管。

3. **查找原因及再教育**　包括：①遵循安全换液原则进行换液操作。②避免居家突发事件对换液操作的干扰。

▎第四节▎血性透出液的应急预案

一、原因

1. **生理因素**　女性患者处于月经期。

2. **疾病因素**　有黄体破裂、卵巢囊肿、多囊肾、腹腔慢性炎症、凝血功能障碍等疾病。

3. **药物因素**　应用抗凝药物等。

4. **腹内压增高**　做深蹲运动、搬运重物、用力等动作。

二、处理

1. **指导患者**　包括：①如果量少或为女性患者月经期，不需特殊处理。②如果量较多，在腹膜透析中心医护人员的指导下可立即用1～2袋常温腹膜透析液进行腹腔冲洗，观察腹腔冲洗液颜色。

2. **护士处置**　应遵医嘱进行腹膜透析液采样及药物治疗，观察并记录冲洗液的性状。

3. **查找原因及再教育**　包括：①遵循安全换液操作方法，积极做好腹膜透析相关感染性并发症的识别及防治。②加强对患者及照护者的疾病知识宣教、药物指导和居家日常生活指导。

▌第五节▌引流不畅的应急预案

一、原因

（1）功能性引流障碍，如患者便秘或膀胱充盈。

（2）腹膜透析液引流障碍（排除机械原因），如有血块、纤维蛋白等。

（3）导管漂移。

（4）大网膜包裹，灌注疼痛，出入液障碍。

（5）导管折叠、扭曲。

二、处理

1. 指导患者　包括：①更换体位，及时排尿，预防与治疗便秘。②检查导管固定情况，避免导管扭曲、折叠。③加压灌注透析液，观察引流情况。④经上述处理方法无效的情况下，来院就诊。

2. 护士处置

（1）行腹部平片判断导管位置，排除导管移位。

（2）遵医嘱使用 0.9% 氯化钠溶液或腹膜透析液 50～60 ml 加压快速推注。

（3）如疑似纤维蛋白堵塞导管，遵医嘱使用尿激酶封管。

（4）如为导管移位：①可使用缓泻剂，保持大便通畅。②指导患者适当增加活动，可下楼梯，如体力限制可原地垫脚活动。③手法复位：患者可取卧位，放松腹肌，根据腹膜透析导管在腹腔漂移的位置设计复位路径，由轻到重通过按、压、振、揉等手法在腹壁上进行操作以使腹膜透析导管回位。该法仅对部分无网膜包裹的导管漂移有效。④如导管稍有移位不影响引流,可不需要特殊处理。⑤根据腹膜透析导管的位置告知患者适宜的透析液引流体位。

3. 查找原因及再教育　包括:①及时排尿,保持大便通畅,如有便秘可遵医嘱服用缓泻剂;②鼓励患者适当增加活动;③避免导致腹内压增高的因素,如长时间下蹲或剧烈咳嗽等。

（项　　波）

主要参考文献

［1］ 丁炎明,王兰,曹立云.肾脏内科护理工作指南.北京:人民卫生出版社,2015.

［2］ 中华医学会肾脏病学分会.慢性肾脏病矿物质和骨异常诊治指导.2013.

［3］ 方炜,钱家麒,林爱武,等.改良腹膜平衡试验在腹膜透析患者中的应用.中华肾脏病杂志,2005,21(12):728 - 729.

［4］ 全蕾,鲁新红,王兰,等.糖尿病肾病腹膜透析患者足部评估及护理.护理研究,2006,11(20):2945 - 2946.

［5］ 刘伏友,彭佑铭.腹膜透析.第2版.北京:人民卫生出版社,2011.159 - 175,211 - 221,388 - 390.

［6］ 刘伏友.腹膜透析的容量问题.中国血液净化,2009,8(5):238 - 240.

［7］ 刘会霞,刘保良,张俊霞,等.腹膜透析患者健康相关生活质量的影响因素及干预措施.河北医药,2011,34(3):438 - 436.

［8］ 刘惠兰.维持性血液透析患者营养不良的防治.中国医药导刊,2003,5(3):161 - 162.

［9］ 刘曦,刘惠,卢富华.简化腹膜透析外接短管更换法的效果评价.中国全科医学,2013,16(6):2173 - 2174.

［10］ 芦丽霞,赵慧萍.培训与再培训在居家腹膜透析中的作用.中国血液净化,2016,15(4):199 - 201.

［11］ 佐中孜,透析疗法.北京:军事医学科学出版社,2002.40 - 56.

［12］ 余剑珍,张美琴.基础护理技术.上海:复旦大学出版社,2013.

［13］ 闵宝妹,吴恋,杨小娟.腹膜透析患者中腹壁疝的发病及治疗.医药前

沿,2015,16:84-85.

[14] 沈茜,徐虹,方晓燕,等.儿童慢性腹膜透析相关腹膜炎危险因素的病例对照研究.中国循证儿科杂志,2016,11(1):13-16.

[15] 沈麒云,吴冬春,黄柳燕,等.腹膜透析患者透析前教育模式及效果.护理管理杂志,2010,10(12):890-891.

[16] 宋璐璐,贲洪玲,李燕.协同护理模式对老年糖尿病肾病腹膜透析患者容量负荷和自护行为的影响.护理研究,2015,29(2):469-471.

[17] 张伟明,钱家麒.上海市透析登记及其结果分析.中国血液净化,2012,11:233-236.

[18] 张海燕,张耀红.腹膜透析患者居家医疗废物处置情况调查研究.中国血液净化,2013,12(9):511-512.

[19] 张婷婷,张俊清.糖尿病腹膜透析患者胰岛素使用.药品评价,2010,7(10):25-28.

[20] 陈军华,钱坤.持续非卧床腹膜透析患者营养管理及效果评价.护理研究,2016,30(2):595-597.

[21] 陈利民.腹膜透析导管移位患者的护理体会.中国临床医师,2012,40(8):596-597.

[22] 陈建,林丹华.腹膜透析过程中的精神障碍.中华肾脏病杂志,2002,18(1):73.

[23] 陈香美.实用腹膜透析操作规程.北京:人民军医出版社,2011.

[24] 林建雄,张小丹,胡丽琼,等.改良腹膜透析换液操作流程的规范化培训与考核效果.中国实用护理杂志,2006,22(12):59-60.

[25] 林建雄,易春燕,黎渐英,等.美国科罗拉多大学附属医院居家透析中心腹膜透析护理工作模式及借鉴.中国实用护理杂志,2013,29(26):75-78.

[26] 林惠凤.实用血液净化护理.第2版.上海:上海科学技术出版社,2016.

[27] 易春燕,阳晓,林建雄,等.不同门诊随访时间间隔对腹膜透析患者透析质量的影响.中国实用护理杂志,2008,24(8):13-15.

[28] 魏庆莉,张俊红.居家腹膜透析患者实施持续健康教育及个性化再培训效果观察.护理研究,2011,25(12):3300-3301.

[29] 姚明华.糖尿病肾病终末期的腹膜透析的护理.护理研究,2003,17(3):331-332.

[30] 袁伟杰,刘军.现代腹膜透析治疗学.北京:人民卫生出版社,2011.

426 - 446.

［31］ 袁伟杰. 肾脏病营养治疗学. 北京：中国医药科技出版社, 2000.
227 - 228.

［32］ 栗婷. 腹膜透析导管出口处感染的原因及对策. 中国实用医药, 2011, 6
（2）：116 - 117.

［33］ 贾靖, 石永兵. 莫匹罗星鼻腔用药对 CAPD 患者透析相关性腹膜炎发
生率的影响. 江苏医药, 2011, 37（2）：231 - 233.

［34］ 徐芳, 李永霞, 陈文莉. 饮食干预对腹膜透析患者的保护作用. 临床肾脏
病杂志, 2016, 16（11）：681 - 684.

［35］ 徐春华, 廖玉梅, 高敏, 等. 网络随访对腹膜透析患者并发症发生率的影
响. 南昌大学学报（医学版）, 2016, 56（4）：30 - 33.

［36］ 樊蓉, 徐婷婷, 刘芳, 等. 糖尿病肾病患者腹膜透析初始心血管状态的分
析及护理. 解放军护理杂志, 2010, 27（1A）：4 - 6.

［37］ 鞠庆梅. 家庭远程医疗与家庭访视的研究现状. 护理研究, 2014, 28
（12A）：4233 - 4235.

［38］ Adragao T, Fraao JM. Cardiovascular risk in dialysis patients：an X -
ray vision on vascular calcucations. Kidney Int, 2008, 74：1505 - 1507.

［39］ American Diabetes Association. Standards of medical care in diabetes,
2009. Diabetes Care, 2009, 32：S13 - S61.

［40］ Bernardini J, Price V, Figueiredo A. ISPD guidelines/recommendations：
peritoneal dialysis patient training, 2006. Perit Dial Int, 2006（26）：625 -
632.

［41］ Breh LD, Selvin E, Steffes M, et al. Poor glycaernia control in
diabetes and the risk incident chronic kidney disease even in the
absence of albuminuria and retinopathy. Arch Intern Med, 2008, 168：
2440 - 2447.

［42］ Brimble KS, Walker M, Margetts PJ, et al. Meta-analysis：peritoneal
membrane transport, mortality, and technique failure in peritoneal
dialysis. J Am Soc Nephrol, 2006, 17：2591 - 2598.

［43］ Chang FC, Wu VC, Huang JW, et al. Intestinal perforation in a
patient with continuous ambulatory peritoneal dialysis. QJM, 2008,
10297：495 - 496.

［44］ Chan M, Kelly J, Batterham M, et al. Malnutrition (subjective global assessment) scores and serum albumin levels, but not body mass index values, at initiation of dialysis are independent predictors of mortality: a 10 year clinical cohort study. J Ren Nutr, 2012,22(6):547 – 557.

[45] Cheng TH, Lam DH, Ting SK, et al. Serial monitorin of nutritional status in Chinese peritoneal dialysis patients by subjective global assessment and comprehensive malnutrition inflammation score. Nephrology, 2009. 14:143 – 147.

[46] Chuang YM, Shu KH, Yu TM, et al. Hypokalemia: an independent risk factor of enterobacteraceae peritonitis in CAPD patients. Nephrol Dial Transplant, 2009:24(5):1603 – 1608.

[47] Chung SH, Hcimburgcr O, Lindholm B, et al. Chronic inflammation in PD patients. Contrib Nephrol, 2003,140:104 – 111.

[48] Chung SH, Carrero J, Lindholm B. Causes of poor appetite inpatients on peritoneal dialysis. J Ren Nutr, 2011. 21(1):12 – 15.

[49] Chung SH, Noh H, Ha H, et al. Optimal use of peritoneal dialysis in patients with diabetes. Perit Dial Int, 2009,29(S2):S132 – S134.

[50] Crabtree JH. Selected best demonstrated practices in peritoneal dialysis access. Am Surg, 2005,71:135 – 143.

[51] Cupisti A, D'Alessandro C, Finato V, et al. Assessment of physical activity, capacity and nutritional status in elderly peritoneal dialysis patients. BMC Nephrol, 2017,18(1):180.

[52] de Filippi CR, Seliger SL, Maynard S, et al. Impact of renal disease on natriuretic peptide testing for diagnosing decompensated heart failure and predicting mortality. Clin Chem, 2007,53:1511 – 1519.

[53] Dell Aquila R, Berlin G, Pellanda MV, et al. Continuous ambulatory peritoneal dialysis and automated-peritoneal dialysis: are there difference in outcome. Contrib Nephrol, 2009,163:292 – 299.

[54] Dombros N, Dratwa M, Feriani M, etal. European best practice guidelines for peritoneal dialysis. 3 peritoneal access. Nephrol Dial Transplant, 2005,20(S9):ix8~ix12.

[55] Duckworth W, Abraira C, Moritz T, et al. For the VADT investigators: glucose control and vascular complications in veterans with type 2 diabetes. N Engl J Med, 2009,360:129 – 139.

［56］Fang W, Yang X, Kothari J, et al. Patient and technique survival of diabetics on peritoneal dialysis :one-center's experience and review of the literature. Clin Nephrol, 2008,69:193 - 200.

［57］Fortes PC, de Moraes TP, Mendes JG, et al. Insulin resistance and glucose homeostasis in peritoneal dialysis. Perit Dial Int, 2009, 29 (S2):S145 - 148.

［58］Fortes PC, de Moraes TP, Mendes JG, et al. Insulin resistance and glucose homeostasis in perito-neal dialysis. Perit Dial Int, 2009, 29 (S2):S145 - 148.

［59］Fouque D, Kalantar-Zadeh K, Kopple J, et al. A proposed nomenclature and diagnostic criteria for protein-energy wasting in acute and chronic kidney disease. Kidney Int, 2008,73(4):391 - 398.

［60］Fouque D, Pelletier1 S, Mafra D. Nutrition and chronic kidney disease. Kidney Intern, 2011,80:348 - 357.

［61］Hithaishi C, Lobbedez T, Padmanabhan S, et al. No beneficial effect of icodextrin on blood glucose control. Perit Dial Int, 2004, 24:199 - 200.

［62］Ho LC, Wang HH, Chiang CK. et al. Malnutrition inflammation score independently determined cardiovascular and infection risk in peritoneal dialysis patients. Blood Purific, 2010,29:308 - 316.

［63］Holman RR, Paul SK, Bethel MA, et al. 10-year follow-up of intensive glucose control in type 2 diabetes. N Engl J Med, 2008,359: 1577 - 1589.

［64］Huang CC. Treatment targets for diabetic patients on peritoneal dialysis: any evidence? Perit Dial Int, 2007,27(S2):S176 - S179.

［65］Joshi U, Guo Q, Yi C, et al . Clinical outcomes in elderly patients on chronic peritoneal dialysis: a retrospective study from a single center in china. Perit Dial Int, 2014,34(3):299 - 307.

［66］Kaaja RJ, Poyhonecn-Alho MK. Insulin resistance and sympathetic overactivity in women. J Hypertens, 2006,24:131 - 141.

［67］Krishnamoorthy V, Sunder S, Mahapatra HS, et al. Evaluation of protein energy wasting and inflammation on patients undergoing continuous ambulatory peritoneal dialysis and its correlations. Nephro

Urology Monthly, 2015,7(6):15 - 43.

[68] Kurultak I, Altay M, Duranay M. Fatal cecal perforation complicating PD peritonitis. Perit Dial Int, 2008,28:329 - 330.

[69] Leinig CE, Moraes T, Ribeiro S, et al. Predictive value of malnutrition markers for mortality in peritoneal dialysis patients. J Ren Nutr, 2011,21(2):176 - 183.

[70] Leskinen Y, Paana T, Saha H, et al. Valular calcification and its relationship to atherosclerosis in chronic kidney disease. J Heart Valve Dis, 2009,18(4):429 - 438.

[71] Mak RH, CheungW, Conc RD, et al. Leptin and inflammation associated cachexia in chronic kidney disease. Kidney Int, 2006,69:794 - 797.

[72] Mital S, Fried LF, Piraino B. Bleeding complications associated with peritoneal dialysis catheter. Perit Dial Int, 2004,24(5):478 - 480.

[73] National Kidney Foundation-Kidney Disease Quality Initative (NKF-DOQI):clinical practice quidlines and clinical practice recommendation for diabetes and chronic kidney disease. Am J Kidney Dis, 2007, 49:S1 - S179.

[74] Paniagua R, Ventura MD, Avila-Diaz M, et al. Icodextrin improves metabolic and fluid manageme-nt in high and high-average transport diabetic patients. Perit Dial Int, 2009,29(4):422 - 432.

[75] Pupim LB, Flakoll PJ, Majchrzak KM, et al. Incrcased muscle protein breakdown in chronic hemodialysis patients with type 2 diabetes mellitus. Kidney Int, 2005,68:1857 - 1865.

[76] Quraishi ER, Goel S, Gupta M, et al. Acute pancreatitis in patients on chronic peritoneal dialsis: an increased risk? Am J Gastroenterol, 2005,100(10):2288 - 2293.

[77] Sakacl T, Ahbap E, Koc Y, et al. Clinical outcomes and mortality in elderly peritoneal dialysis patients. Clinics (Sao Paulo),2015,70(5): 363 - 368.

[78] Schwartz AV, Sellmeyer DF, Vittinghoff E, et al. Thiazolidinedion use and bone loss in older diabetic adults. J Clin Endocrinol Metab, 2006,91:3349 - 3354.

[79] Schwing WD, Erhard P, Newnan LN, et al. Assessing 24-hours blood

glucose patterns in diabetic patients treated by peritoneal dialysis. Adv Perit Dial, 2004,20:213 - 216.

[80] Selby NM, Fonseca S, Hulme L, et al. Hypertonic glucose-based peritoneal dialysate is associated with higher blood pressure and adverse haemodnamics as compared with icodexin. Nephrol Dial Int, 2005,20:1848 - 1853.

[81] Shu KH, Chang CS, Chuang YM, et al. Intestinal bacterial overgrowth in CAPD patients with hypokalaemia. Nephrol Dial Transplant, 2009,24 (4):1289 - 1292.

[82] Singh P, Germain MJ, Cohen L, et al. The elderly patient on dialysis: geriatric considerations. Nephrol Dial Transplant, 2014, 29 (5): 990 - 996.

[83] Skyler JS, Bergensta R, Bonow RO, et al. Intensive glycemic control and the prevention of cardiovascular events: implications of the ACCORD, ADVANCE, and VA Diabetes Tnals. Diabetes Care, 2009,32:187 - 192.

[84] Smyth A. End-stage renal disease and renal replacement therapy in older patients. Nephrourol Mon, 2012,4(2):425 - 430.

[85] Sueyoshi K, Inoue T, Kojima E, et al. Clinical presentation in patients more than 80 years of age at the start of peritoneal dialysis. Adv Perit Dial, 2011,27:71 - 76.

[86] Szeto CC, Chow KM, Kwan BC, et al. Hypokalemia in Chinese peritoneal patients: prevalence and prognostic implication. Am J Kideny Dis, 2005,46(1):128 - 135.

[87] Szeto CC, Chow KM, Leung CB, et al. Increased subcutaneous insulin requirements in diabetic pat-ients recently commenced on peritoneal dialysis. Nephrol Dial Transplant, 2007,22:1697 - 1702.

[88] Szeto CC, Chow KN, Leung CB, et al. Increased subcutaneous insulin requirements in diabetic patients recently commenced on peritoneal dialysis. Nephrol Dial Trunsplant, 2007,22:1697 - 1702.

[89] Szeto CC, Chow KM, Kwan BC, et al. New-onset hyperglycemia in nondiabetic Chinese patients started on peritoneal dialysis. Am J Kidney Dis, 2007,49:524 - 532.

［90］ The Action to Control Cardiovascular Risk in Diabetes（ACCORD）Study Group. Effects of intensive glucose lowering in type 2 diabetes. N Engl J Med，2008，358：2545－2559.

［91］ The ADVANCE Collaborative Group. Intensive blood glucose control and vascular outcomes in patients with type 2 diabetes. N Engl J Med，2008，358：2560－2572.

［92］ Tjiong HL，Swart R，van den Berg JW，et al. Aminoacid based peritoneal dialysis solutions for malnutrition：new perspective. Perit Dial Int，2009，29：384－393.

［93］ Viglino G，Neri L，Barbieri S. Incremental peritoneal dialysis：effects on the choice of dialysis mo-dality, residual renal function and adequacy. Kidney Int，2008，73：S52－55.

［94］ Wang AY，Ho SS，Wang M，et al. Cardiac valvular calcification as a marker of atherosclerosis and arterial calcification in end-stage renaldisease. Arch Intern Med，2005，165：327－332.

［95］ Wang AY，Lam CW，Wang M，et al. Prognostic value of cardiac troponin T is independent of inflammation, residual renal function, and cardiac hypertrophy and dysfunction in peritoneal dialysis patients. Clin Chem，2007，53（5）：882－889.

［96］ Warady BA，Chadha V. Chronic kidney disease in children：the global perspective. Pediatric Nephrology，2007，22（12）：1999－2009.

［97］ Wong TY，Szeto CC，Chow KM，et al. Rosiglitazone reduces insulin requirement and C-reactive protein levels in type 2 diabetic patients receiving peritoneal dialysis. Am J Kidney Dis，2005，46：713－719.

［98］ Yang X，Fang W，Bargman JM，et al. High peritoneal permeability is not associated with high mort-ality or the technique failure in patients on automated peritoneal dialysis. Perit Dial Int，2008，28：82－92.

［99］ Yang YF，Wang HJ，Kan WC，et al. Pyogenic liver abscess in ESRD patients undergoing maintenance dialysis therapy. Am J Kidney Dia，2006，47（5）：856－861.

［100］ Young P，Lompi F，Finn BC，et al. Malnutrition-tiflammation complex syndrome in chronic hemodialysis. Medicine（BAires），2011，71（1）：

66 – 72.

[101] Zhang J. Health-related quality of life in dialysis patients with constipation: a cross-sectional study. Patient Prefer Adherence, 2013 (7):589 – 594.

[102] Zoccali C. Biomarkers in chronic kidney disease: utility and issues towards better understanding. Curr Opin Nephrol Hypertens, 2005, 14:532 – 537.